Osteoporosis

骨质疏松症
健康教育手册

主编 徐丽丽 仪军玲 吕文山

中国科学技术出版社
·北京·

图书在版编目（CIP）数据

骨质疏松症健康教育手册 / 徐丽丽，仪军玲，吕文山主编 . — 北京：中国科学技术
出版社，2020.8

ISBN 978-7-5046-8686-2

Ⅰ . ①骨… Ⅱ . ①徐… ②仪… ③吕… Ⅲ . ①骨质疏松—防治—手册 Ⅳ . ① R681-62

中国版本图书馆 CIP 数据核字 (2020) 第 095139 号

策划编辑	焦健姿　王久红
责任编辑	焦健姿
装帧设计	佳木水轩
责任印制	李晓霖

出　　版	中国科学技术出版社
发　　行	中国科学技术出版社有限公司发行部
地　　址	北京市海淀区中关村南大街 16 号
邮　　编	100081
发行电话	010-62173865
传　　真	010-62179148
网　　址	http://www.cspbooks.com.cn

开　　本	710mm×1000mm　1/16
字　　数	226 千字
印　　张	13
版　　次	2020 年 8 月第 1 版
印　　次	2020 年 8 月第 1 次印刷
印　　刷	天津翔远印刷有限公司
书　　号	ISBN 978-7-5046-8686-2 / R·2554
定　　价	39.80 元

编著者名单

主　编　徐丽丽　仪军玲　吕文山

副主编　邵　帅　韩红梅　王艳香　咸金科

编　者　（以姓氏笔画为序）

于　清	王　飞	王　玉	王　宇	王　青
王文杰	王忠超	王洪强	车金娜	石衍颖
石晓艳	史莎莎	朱　婕	朱海冬	朱绪华
庄永娟	刘　甜	刘　渤	刘焕娜	孙　逊
孙天英	李　鹏	李发贵	李建省	李海健
杨丽丽	杨秀伟	吴会涛	谷祖华	辛　颖
宋利娜	张　慧	张山山	张旭红	张晓英
罗　欢	周　洁	郑方芳	郝　岩	查　敏
柏广涛	贾长新	徐　涛	徐春莉	徐筱玮
曹振明	戚树斌	梁翠翠	葛洪燕	程晓宇
褚　强	管晓冉	滕中峰		

内容提要

随着人口老龄化问题的不断加剧，骨质疏松症发病率逐年增加，严重影响人们的日常生活。本书分 16 章，系统介绍了骨质疏松症的发病机制、临床表现、诊断标准，以及骨质疏松症预防、日常饮食营养、运动和药物疗法，还介绍了骨质疏松症的康复治疗、门诊随访及中医中药治疗等新进展。书中所述可以帮助人们了解骨质疏松的危害，提高防治依从性，实现骨质疏松症的长期治疗，从而预防骨质疏松性骨折的发生，切实提高骨质疏松防治水平。本书系统全面，深入浅出，适合老年人群、骨质疏松症患者及内分泌科、风湿免疫科、骨科、康复科医护人员阅读参考。

前　言

　　骨质疏松是一种常见的老年退行性疾病，呈难以逆转的进行性病理过程，一旦发生骨质丢失便难以恢复骨的正常结构。据国际骨质疏松基金会的统计数据显示，目前全球有约1/3的50岁以上女性和1/5的50岁以上男性受骨质疏松的危害，骨质疏松的发病率在世界常见慢性病中已跃居第7位，成为中老年妇女骨痛、骨折及因骨折致残、致死的主要原因。随着我国人口老龄化程度增高，骨质疏松及骨质疏松性骨折发病率也呈逐年递增趋势。骨质疏松性骨折可造成残疾，并发症所致的病死率很高，患者治疗和医疗保健费用很高，使得患者的生活质量下降明显。骨质疏松已成为当今我国社会中发病率高、涉及人群广、致病危险因素复杂、预后不佳的严重公共卫生问题，预防骨质疏松症及降低其发病率已迫在眉睫。

　　由于骨质疏松是"无声无息"的疾病，其早期并无明显的临床症状，因此人们对骨质疏松的防治意识和保健知识还远远不够；加之骨质疏松多发于中老年人群，使得大多数人常把骨质疏松视为不可避免的生理老化过程，甚至有些医务人员对骨质疏松症也缺乏全面而科学的认识，将骨质疏松简单地等同于中老年人的"缺钙"。对此类疾病认知的欠缺，也是导致该病发病率居高不下的重要原因。

　　长期的临床及科研工作告诉我们，提高骨质疏松的防治水平，不仅需要医生的努力，还需要广大患者及其家属的参与。因此，我们希望通过通俗易懂的读物告诉人们引起骨质疏松症的因素有哪些及该如何避免；出现哪些症状提示可能患了骨质疏松症；确诊后应该如何治疗、如何随诊；治疗可能带来的益处和副作用有哪些；这样才能使广大患者及其家属能够主动参与到骨质疏松的管理过程中来。

　　根据流行病学调查研究证实，骨质疏松的危险因素很有可能通过改善生活方式和习惯等可控因素而降低，甚至消除。通过健康教育提高人们的认知，促使人们建立新的生活方式，以减低危险因素，预防疾病的发生发展，这是骨质疏松综合防治的关键。所以，为推动骨质疏松健康教育工作、提高骨质疏松的防治水平，在与同仁探讨过程中，我们萌生撰写此书的想法。在编写过程中我们查阅了大量文献，并结合多年的临床经验，对骨质疏松的相关知识进行了系统总结和阐述，期望帮助患者及其家属了解骨质疏松的基本知识，为积极参与个体诊疗方案的制订创造条件。

由于骨质疏松的诊疗理念及技术仍在不断更新发展，书中所述可能存在疏漏或不足之处，恳请广大读者批评指正。如有意见和建议，请发送邮件至 xulili201314@126.com，以便再版时修订，谢谢！

徐丽丽

骨质疏松症
健 康 教 育 手 册

第1章 骨质疏松症概述

骨质疏松症（osteoporosis，OP）是一种常见的全身性代谢性骨病，以单位体积内骨量减少及骨微结构改变为特征，多见于绝经后妇女和老年男性。骨质疏松的严重后果为骨质疏松性骨折（脆性骨折），即在轻微创伤时或日常活动中就可发生的骨折，以脊柱、髋部和前臂为好发部位。发生骨折会导致骨质疏松症患者的病残率和死亡率明显增加。骨质疏松症发病隐匿，早期可无任何症状，骨质流失完全是在人们觉察不到的情况下，像沙漏中的沙子一样，静悄悄地发生着。如发生髋部骨折后 1 年内，死于各种并发症者达 20%，而存活者中约 50% 致残。因此，这种完全觉察不到的可怕疾病又被称为"寂静的杀手"。随着社会老龄化的到来，骨质疏松已影响到了上亿中国人，是严重危害中老年人生活质量的常见病和多发病，且其致残率和致死率极高，给社会、家庭带来了沉重的经济负担。早在 1989 年，世界卫生组织（World Health Organization，WHO）就提出了预防骨质疏松的三大原则：补钙、运动疗法、饮食调节。不要等到已经骨质疏松、形成驼背、发生骨折了再治疗。因此，我们要预防和治疗骨质疏松症，首先应该充分认识什么是骨质疏松症。许多人都关心自己是不是骨质疏松症，还有比较关心的一个问题就是骨质疏松症有什么特点？本章针对这一问题，对骨质疏松症的常见类型及其特点进行介绍。

一、骨质疏松症的定义及发病情况

在我们一生中，骨骼一直处在"更新－重建"状态之中，35 岁以后，骨皮质逐渐变薄，骨小梁变细。女性 45 岁以后，男性 50 岁以后，骨皮质进一步变薄，骨小梁断裂，骨髓腔增大，就发生了骨质疏松，极易发生骨折。所以 1994 年世界卫生组织（WHO）定义骨质疏松症（OP），是一种以骨量低下，骨组织微结构破坏，导致骨脆性增加，易发生骨折为特征的全身性骨病。2001 年，美国国立卫生研究院（National Institutes of Health，NIH）的专家讨论会定义骨质疏松症，是以骨强度下降，骨折风险度增加为特征的一种骨骼系统疾病；骨强度主要反映骨密度和骨质量的完整性。由于临床缺乏测量骨质量的恰当方法，OP 的诊断仍以低骨量为标准。两种定义本质上无明显差异。

骨质疏松症是一种退化性疾病，随着人口老龄化，患病风险逐渐增加。骨质疏松症已成为全球范围的公共健康问题，在全世界的常见病和多发病中位居第七位。

2010 年我国人口普查约有 13.7 亿，其中 60 岁以上人口占 13.26%，达 1.817 亿，而 65 岁以上人口占 8.87%，达 1.215 亿。展望 2020 年，我国老年人的总数将会比美国全部人口还多。2003—2006 年第一次全国性大规模流行病学调查显示，50 岁以上人群以椎体和股骨颈骨密度值为基础的骨质疏松症总患病率女性为 20.7%，男性为 14.4%。60 岁以上人群中骨质疏松症的患病率明显增高，女性尤为突出。按调查估算，全国 2006 年在 50 岁以上人群中约有 6944 万人患有骨质疏松症，约 2.1 亿人存在低骨量。女性一生发生骨质疏松性骨折的危险性（40%）高于乳腺癌、子宫内膜癌和卵巢癌的总和，男性一生发生骨质疏松性骨折的危险性（13%）高于前列腺癌。

目前对骨质疏松症检出率、漏诊率和认知率很低，有些二、三级城市及农村对骨质疏松的认识甚至是盲点。由骨质疏松引起的骨折等并发症，导致了病残率和死亡率的增加。在美国，每年由于骨质疏松造成的经济损失达数百亿美元。

二、骨质疏松症的分类

骨质疏松症主要分为原发性骨质疏松症和继发性骨质疏松症两大类。

1. 原发性骨质疏松症，可发生在不同性别和任何年龄阶段，又分为 3 类，包括绝经后骨质疏松症（Ⅰ型）（postmenopausal osteoporosis）和老年性骨质疏松症（Ⅱ型）（senile osteoporosis）和特发性骨质疏松症（包括青少年型）3 类。绝经后骨质疏松症一般发生在妇女绝经后 5～10 年内，其特征是骨折主要发生在松质骨成分相对较多的部位，如椎体、前臂远端部位、上下颌骨也有一定量的松质骨，因此牙齿脱落增加也是Ⅰ型骨质疏松症的特征之一。老年骨质疏松症一般指老年人 60 岁以后发生的骨质疏松，男女两性均可发生，为一种年龄相关骨丢失，与多种因素有关，包括长期的骨重建不平衡，食源性钙和维生素 D 的适当摄入与否，肠道对矿物质的吸收，肾对矿盐的处理能力，以及甲状旁腺激素分泌状态等因素。骨折主要发生在包含松质骨和皮质骨的部位，最典型骨折是髋部骨折，也包括骨盆、肱骨近端、胫骨近端部位的骨折。特发性骨质疏松主要发生在绝经前女性及青少年男性，病因尚不明确。

2.继发性骨质疏松症指由某些疾病、药物或其他原因造成的骨质疏松症。如糖尿病、甲亢或甲减、甲状旁腺功能亢进、恶性肿瘤、贫血、长期卧床等。

三、骨质疏松症的成因

一般人容易认为骨骼是一经形成就是终生不变的坚硬的器官，其实骨骼也存在着代谢。骨的代谢分为吸收和形成两个过程，其主要依靠四种成分。一是破骨细胞，它破坏骨质，包括骨的胶原；二是单核巨噬细胞，它将被破坏的部位扫除和清运干净；三是血液成分及破骨细胞、成骨细胞的分泌物对已清除干净的缺损部位打底子；最后由成骨细胞完美地修复这一缺损，完成骨的代谢，即成骨过程。这一过程在骨组织内不断地进行着。若骨吸收大于骨形成，则会发生骨质疏松症。中老年人的骨质疏松症主要是因为体内激素水平下降导致骨代谢失衡引起的，此时骨破坏大于骨形成。如果将我们的骨骼比喻成"花园小区"，那么"成骨细胞"就好像是一个建筑工，帮助骨骼建造"新楼"；"破骨细胞"仿佛是一个爆破手，专门负责"炸毁"和"清理"旧楼房；"骨细胞"就是小区里的主体——"楼房"。爆破手不停地"炸毁"和"清理"旧楼房；而建筑工却帮助骨骼建造"新楼"。

四、骨质疏松症的临床表现

骨质疏松患者早期可无任何表现，其比较常见的症状如下。

1.疼痛　疼痛为骨质疏松症最常见的症状，疼痛的位置不固定，多为全身骨痛，以腰背痛多见。疼痛沿脊柱向两侧扩散，仰卧或坐位时疼痛减轻，直立后伸展或久立、久坐时疼痛加剧；日间疼痛轻，夜间和清晨醒来疼痛重；弯腰、肌肉运动、咳嗽、大便用力时疼痛加重。

2.身高变矮　骨质疏松严重者可有身高缩短、驼背，脊柱畸形和伸展受限。脊椎主要由骨松质构成，发生骨质疏松后，椎体变形、缩短。老年人骨质疏松时椎体压缩，每节椎体缩短 2mm 左右，身长平均缩短 3 ～ 6cm。脊柱椎体发生楔形变，导致脊柱前倾、背屈加剧。胸椎压缩性骨折会导致胸廓畸形，影响心肺功能；腰椎骨折导致便秘、腹胀、腹痛、食欲下降等。

3. 骨折　脆性骨折是指低能量或者非暴力性骨折，如从站立高度或者小于站立高度跌倒或其他日常活动而发生的骨折为脆性骨折。常见发生部位为胸腰椎、髋部、前臂。肱骨、锁骨、肋骨和胸骨等部位亦可发生。发生过一次脆性骨折后，再次发生骨折的风险明显增加。

五、骨质疏松症的高危因素

1. 骨质疏松难以控制的危险因素

(1) 人种：与高加索人相比，黑种人的骨密度较高，亚洲人骨密度较低，白种人较黄种人和黑种人更易患骨质疏松症。

(2) 老龄：有研究表明在 50 岁之后，年龄每增加 5 ～ 10 岁，各种骨折将增加 1 倍。

(3) 女性绝经：根据 WHO 的诊断标准，绝经后的白种人妇女有 30% 患骨质疏松症。

(4) 母系家族史。

2. 骨质疏松可控制的危险因素

(1) 低体重、性腺功能低下。

(2) 不良生活习惯：吸烟，过度饮酒，饮过多咖啡，体力活动缺乏（制动）、营养失衡、蛋白质摄入过多或不足、高钠饮食。

(3) 有影响骨代谢的疾病，或应用影响骨代谢药物，如维生素 D、钙剂（葡萄糖酸钙等）、磷酸盐合剂等，或应用治疗高钙血症的药物，如降钙素等。

六、骨质疏松症的危险因素及风险评估

骨质疏松症是一种隐匿性疾病，往往在发生骨折时才被发现。它产生的原因尚未明确，因此对个体进行骨质疏松的风险评估，早期给以预防、诊断及治疗显得非常重要。评估骨质疏松风险的方法较多，这里推荐两种敏感性较高又操作方便的简易评估方法作为筛查工具。

（一）国际骨质疏松症基金会（International Osteoporosis Foundation，IOF）骨质疏松症 1min 测试题

1. 您是否曾经因为轻微的碰撞或者跌倒就会伤到自己的骨骼？

2. 您父母有没有过轻微碰撞或跌倒就发生髋部骨折？

3. 您是否经常连续 3 个月以上服用"可的松、泼尼松"等激素类药物？

4. 您的身高是否比年轻时降低了 3cm 以上？

5. 您经常大量饮酒吗？

6. 您每天吸烟超过 20 支吗？

7. 您经常腹泻吗？（消化道疾病或肠炎引起）

8. 女士回答：您是否在 45 岁以前就绝经了？

9. 女士回答：您是否曾经有过连续 12 个月以上没有月经？（除了怀孕期间）

10. 男士回答：您是否有过阳痿或性欲缺乏这些症状？

上面 10 项只要其中有一题回答结果"是"，即为阳性。

（二）亚洲人骨质疏松自我筛查工具（Osteoporosis Self-assessment Tool for Asians，OSTA）

OSTA 指数 =（体重 – 年龄）×0.2

风险级别	OSTA 指数
低	> –1
中	–4 ～ –1
高	< –4

（三）根据年龄、体重进行快速评估

也可以通过下图表根据年龄、体重进行快速评估。表格非常简单，一侧是年龄，一侧是体重。如果年龄越大，体重越低，意味着骨质疏松的风险就越高，医生经常把它总结为，如果你是"瘦老太太"，就意味着骨质疏松的风险高，这是一个非常简易的办法。

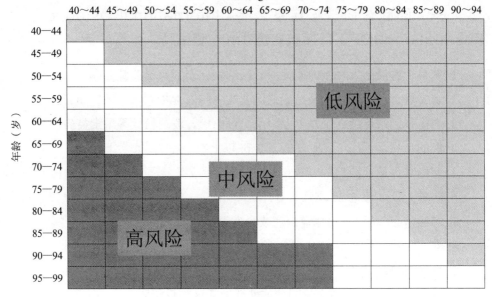

中国人的骨密度比西方人约低 8%，如果能够早期发现骨量减少或骨质疏松，及早预防，约一半股骨颈及脊椎骨折是可以避免的。下面是常用的 2 种简单易行的初筛工具。第一种可采用国际骨质疏松症基金会（IOF）推荐的"骨质疏松症风险 1min 测试题"呵护自己的骨骼健康。第二种可筛查骨质疏松的风险的工具即亚洲人骨质疏松自我筛查工具（OSTA）（见上述）。

而对骨质疏松性骨折的风险预测工具，目前国内外指南都比较推崇世界卫生组织（WHO）推荐的骨折风险预测简易工具 Fracture Risk Assessment Tool（FRAX），可用于计算 10 年发生髋部骨折及任何重要的骨质疏松性骨折发生概率（网址：http://www.shef.ac.uk/FRAX/）。FRAX 应用临床危险因素包括年龄、性别、体重、身高、骨折史、父母骨折史、吸烟情况、应用皮质类固醇、类风湿关节炎、酗酒和股骨颈密度等因素来评估每位个体发生骨质疏松性骨折的绝对风险，即未来 10 年内发生骨折的可能性。美国指南建议应用 FRAX 评估后若提示髋部骨折概率≥3%，任何重要的骨质疏松性骨折发生概率≥20%，即视为骨质疏松性骨折高危患者，即可积极预防骨折或再骨折。欧洲一些国家的治疗阈值是髋部骨折概率≥5%。

由于目前我国缺乏系统的有关骨质疏松症药物经济学研究，所以尚无中国依据FRAX结果计算的治疗阈值，临床上需要参考其他国家的资料。我们在应用中应根据个人情况酌情而定。临床医生可以使用来自同一个国家有相似种族和人口学信息的模型进行评估。FRAX需要结合患者股骨颈的骨密度值，若没有，可参考全髋的骨密度值。对于临床上已诊断了骨质疏松，即骨密度（T值）低于-2.5，或已发生了脆性骨折，即应及时予以干预治疗，不必再用FRAX评估。

（葛洪燕　张晓英　王艳香）

第2章 骨质疏松症的发病因素

骨质疏松症是一个世界范围的公共卫生问题，其发病率已跃居常见病、多发病的前列。骨质疏松患者因为骨结构的改变容易受不确定性外力的影响，导致椎体、髋部、腕部等部位的骨折，给患者带来很多痛苦和不便。所以，人们比较关心这样一个问题，就是骨质疏松到底是什么原因导致的呢？因此我们应该充分认识骨质疏松症的发病原因和机制，制订有效的早期干预和治疗方案，减少骨质疏松的发生，提高骨质疏松患者的生活质量。

本章就大家比较关心的骨质疏松症的原因进行讲解，主要介绍与骨质疏松发生相关的一些因素，如内分泌激素水平、老龄、遗传因素、低体重、生活方式、心理、体力活动缺乏、营养失衡、钙和维生素 D 缺乏、有影响骨代谢的疾病和应用影响骨代谢的药物等，使朋友们初步了解骨质疏松症的常见原因。

一、内分泌因素

内分泌激素水平在骨代谢中发挥着重要作用，骨吸收和骨形成受多种激素的调节，包括雌激素、雄激素、甲状旁腺激素、降钙素、活性维生素 D 等。

1. 雌激素对骨的作用主要为抑制骨吸收，绝经妇女原发性骨质疏松主要原因之一是绝经后雌激素缺乏引起骨吸收和重建失衡，骨吸收明显增强，骨丢失加快。

2. 雄激素是男性生长发育的重要激素，对骨代谢也起到重要的作用，如果成骨细胞内有雄激素受体，雄激素可刺激骨细胞的增殖，男性老年人由于雄激素分泌减少，导致骨吸收大于骨形成从而导致骨质疏松。

3. 甲状旁腺激素是由甲状旁腺主细胞分泌的，是维持人体内血钙浓度正常的重要激素，敏感性高。小剂量甲状旁腺激素可以刺激成骨细胞形成新骨，大剂量则抑制成骨细胞，增加骨质的吸收。

二、缺乏运动

1. 机械应力可以有效刺激成骨细胞活性，运动可以加快全身骨骼的血液循环，肌肉的收缩和舒张直接刺激附着的骨骼，因此适度的体育运动可以增加人体的骨质密度，调节机体骨代谢，延缓骨量的丢失，有效防治骨质疏松。骨组织不断经历损坏、吸收、重建循环。

2. 当缺乏体力活动的有效刺激时，身体形成的新骨量少于破坏的骨量时，则可发生负平衡，导致骨矿盐严重丢失。

三、老龄

随着社会老龄化的加速，老年人年龄的增长，骨质疏松症的发病率日益升高主要由以下原因造成。

(1) 性激素、降钙素、甲状旁腺激素水平的下降。

(2) 老年人进食少，钙摄取少，室外活动少，日照少，维生素 D 合成不足；肌肉缺乏锻炼，骨骼内血循环减少，骨骼的钙容易被移出。

(3) 各器官退变，器质性疾病增多。同时老年人运动迟缓，反应迟钝，视听力减退，损伤机会增加都是容易发生骨质疏松性骨折的原因。

四、遗传因素

目前已经发现的与骨代谢有关的基因有维生素 D 受体基因、雌激素受体基因、胰岛素样生长因子 I 基因等。

遗传因素对骨量的影响可能有两个方面，首先是机械应力对 BMD（骨矿物质密度）的反应性有所不同，其次是对身高的影响。

有骨质疏松家族史者发生骨质疏松的概率高，白种人较黄种人和黑种人更易患骨质疏松症。

有专家认为，对骨峰值的建立，遗传因素占 70% ～ 80%，生活方式占 30%。

五、钙和维生素 D 等缺乏

血钙主要受甲状旁腺激素（parathyroid hormone，PTH）、降钙素、1,25-(OH)$_2$D$_3$ 的调节，PTH 分泌增加可促进钙从骨中游离入血，使血钙升高。降钙素则抑制破骨细胞的活性，减少骨钙的释放，使血钙下降。如果饮食中钙摄入量不足、肠道钙吸收减少，机体为了维持血清钙的水平，甲状旁腺激素分泌将增多、骨钙释放增加、骨量丢失，由此骨中钙量逐渐减少，易引起骨质疏松。

维生素 D 在人体内的主要作用为促进小肠对食物中钙、磷的吸收，使血钙浓度维持正常，为骨骼形成提供原料；促进骨骼中钙盐的形成，使血钙转移到骨骼中，为新骨的形成提供条件；促进肾脏对钙、磷的重吸收，减少钙、磷从尿中排出。老年人尤其是那些久居室内和衰老的老人，由于缺乏足够的紫外线照射和皮肤功能衰退，消化道功能减退等原因，容易导致体内活性维生素 D 的量不足。体内维生素 D 量不足时，则保护骨的作用不足，可发生佝偻病、软骨病和骨矿化障碍，易发生骨质疏松。相关调查发现，牛奶的摄入对腰椎、股骨近端骨峰值有明显影响，每天喝牛奶的人比不喝或偶尔喝牛奶的人骨峰值高 6.6%。

六、低体重者

体重指数低者，骨质疏松症发生率高，有研究显示，髋关节骨折者体重较正常者低 3.5kg，脊椎骨折者较对照者体重低 4.4kg。欧洲的一项骨质疏松性骨折研究表明，25 岁以后，随体重、体重指数的提高，脊椎骨折的发生率较低体重者显著降低。

七、过早闭经或卵巢切除雌激素下降者

除调节月经周期之外，雌激素还能够保持骨钙含量，维持骨质。绝经后，妇女由于卵巢停止产生雌激素而发生骨丢失。低水平雌激素是妇女绝经后发生骨质疏松的主要原因。65 岁以上的妇女约有 1/4 罹患骨质疏松症，年老的妇女有 1/3

罹患骨质疏松相关性脊椎骨骨折，8% 的妇女在年老时会发生骨质疏松相关性股骨上端骨折。

八、不良生活方式

长期大量吸烟可直接导致骨丢失加速，由于香烟中的烟碱直接或间接刺激破骨细胞，使其溶骨作用增强，骨吸收量增加，造成骨量减少。此外，香烟中的物质还促进雌激素的分解。雌激素的减少还可导致骨质疏松，雌激素减少，也是更年期女性骨质疏松多发的原因之一。吸烟量越多、时间越长、骨质疏松就越严重。吸烟者一般比非吸烟者体重微轻，这使他们的危险性增加，此外钙的吸收也会减少。

酗酒者和长期中等量饮酒者骨密度较低且骨折的危险性增加，首先，酒精直接促进破骨细胞的增殖和分化，激发骨流失。此外，酗酒可导致肝脏疾病，影响活性维生素 D 在肝脏的合成，患骨质疏松的概率会增加，而且酗酒者跌倒的机会增加，更增加骨质疏松性骨折的危险性。

长期饮用咖啡及高钠饮食者易导致钙的流失，会增加骨质疏松的发生。

九、药物

有许多药物可以引起骨质疏松，骨丢失的程度与用药剂量和用药时间长短成正比。

1. 糖皮质激素　糖皮质激素是导致骨质疏松最常见的药物，主要是与糖皮质激素促进蛋白质分解、抑制其合成及增加钙、磷排泄有关。多见于儿童、绝经妇女及老人，严重者可发生自发性骨折。

2. 抗凝药　华法林也能引起骨质疏松，可能与其抑制降钙素沉积、促进骨吸收有关。常发生在桡骨远端、脊柱和髋骨，也见于肋骨。肝素引起的骨质疏松常发生在脊柱和肋骨。作用机制可能与其增加骨胶原溶解、使甲状腺功能亢进而加速骨吸收、抑制骨形成等有关。低分子肝素引起骨质疏松的风险低于普通肝素。

3. 甲状腺激素　甲状腺激素能促进蛋白质合成及骨骼、中枢神经系统的生长发育。主要用于治疗甲状腺功能减退和单纯性甲状腺肿等。可通过抑制成骨细胞活性、促进破骨细胞的形成和分泌、影响钙磷代谢引起骨质疏松。甲状腺激素替代治疗时，骨转换还与促甲状腺激素水平有关，促甲状腺激素水平较高者发生骨质疏松的倾向更高。

4. 质子泵抑制药　美国食品药品管理局（Food and Drug Administration，FDA）在 2010 年 5 月 25 日发布警告称，基于 7 项流行病学研究进行的审查结果，质子泵抑制药（proton pump inhibitors，PPIs）可能会增加髋骨、腕骨及脊柱骨折的风险。所观察到的风险大多数存在于 50 岁以上的患者以及 PPIs 服用剂量较高或用药史超过 1 年的患者。其机制尚不十分清楚，可能与 PPIs 抑制胃酸分泌，导致肠道钙离子吸收障碍，引起甲状旁腺激素、$1,25-(OH)_2D_3$ 等分泌反馈性增加，以及促进溶骨，增加骨吸收等有关。

5. 抗癫痫药　长期服用抗癫痫药苯妥英钠、苯巴比妥等可引起骨质疏松。该类药物能通过促进维生素 D 的降解、减少钙离子的吸收、降低机体对甲状旁腺激素的反应、导致维生素 K 与降钙素缺乏等引起骨质疏松。

十、疾病

许多内分泌疾病如库欣综合征、糖尿病、类风湿关节炎等，都可合并骨质疏松症。雄性激素对男性骨峰值的获得起重要作用，性腺发育异常的男性骨量明显低于正常。慢性肝病患者易发生代谢性骨病，其中以慢性淤胆性肝病（包括原发胆汁性肝硬化、原发硬化性胆管炎）发生代谢性骨病最为常见。失用性骨质疏松可见于骨折或骨病长期固定后、小儿麻痹症的瘫痪、脑血管意外后的瘫痪、脊髓损伤后的截瘫等长期卧床患者。多发性骨髓瘤、白血病、淋巴瘤、肥大细胞增多症及各种恶性肿瘤骨转移，由于恶性血液细胞浸润骨骼，可引起骨骼破坏、骨质疏松。

（王　飞　朱绪华　梁翠翠）

第3章 骨质疏松症的流行病学及危害

　　骨质疏松症是一种退化性疾病，随着年龄增长，患病风险增加，也是引起骨折危险性增高的重要因素之一。随着人类寿命的延长和社会老龄化的到来，骨质疏松症已成为人类重要的健康问题。目前我国 60 岁以上的人口约 1.73 亿，是世界上老年人口绝对数量最多的国家。2003—2006 年一次全国性大规模的流行病学调查显示，50 岁以上以椎体和股骨颈骨密度值为基础的骨质疏松症总患病率女性为 20.7%，男性为 14.4%。60 岁以上的人群中骨质疏松症的患病率明显增高，女性尤为突出。骨质疏松性骨折的危害性很大，导致病残率和死亡率的增加。因此骨质疏松的早期诊断、及时防治显得尤为重要。随着我国人口的老龄化，其患病率有增加的趋势。

　　本章主要对骨质疏松症流行病学及其研究方法等作一介绍，进一步提高读者对骨质疏松症的认识，并加以重视。

一、骨质疏松症流行病学研究的方法

　　目前认为，骨质疏松症是一组全身性的骨骼疾病，其特征是骨量减少、骨组织显微结构退化，致骨脆性增加，极易发生骨折。美国国立卫生研究院把骨质疏松症定义为"以骨强度下降而易于骨折为特征的骨骼系统疾病"。

　　1. 骨强度主要由骨密度和骨质量两方面所决定。

　　(1) 骨密度：即骨矿密度能反映大约 70% 的骨强度，可用单位面积（或体积）内矿物质的含量来表示，是目前诊断骨质疏松、预测骨质疏松性骨折风险、检测自然病程以及评价药物干预疗效的最佳定量指标，是由峰值骨量、骨形成和骨吸收共同决定。

　　(2) 骨质量：即骨骼能够对抗外力而不发生骨折的能力，包括骨骼构筑、骨代谢转换、骨骼积累性破坏（显微骨折）和骨矿化程度。

　　2. 从疾病的整个历程来看，骨质疏松至少包括骨量减少、骨质疏松症和骨质疏松性骨折三个阶段。在目前尚无精确定量检测骨强度方法的情况下，骨矿密度检测技术仍是骨质疏松诊断的主要手段，因此临床上主要依据骨量来诊断骨质疏松症。随着骨生物力学基础和骨强度检测技术研究的发展，可以相信关于骨质疏松的检测标准将会得到进一步的充实和完整。

3. 理论上，骨质疏松症的"骨量减少"是指骨矿物质和骨有机质呈等比例的减少，这是与骨软化症的根本区别点，而骨量临床上常用骨密度（bone mineral density，BMD）来表示。"骨组织微结构破坏"（不仅是"退变"）是因骨吸收和骨形成失衡所致的自发的、进行性的过程；在骨松质表现为骨小梁吸收变细、断裂，以致数量减少；在骨皮质表现为骨板变薄、多孔；而类骨质带宽度正常。骨量减少和骨微结构破坏虽然相关，但并不平行。骨强度下降、骨脆性增加和骨折危险性增加是骨组织的"质"与"量"异常的必然结果；骨骼的载荷能力降低，难以承受日常的活动和简单的动作，甚至机体的重量所产生的应力，而发生微骨折乃至骨折，特别常见于悄然发生的腰椎压缩骨折和因跌倒所致的桡骨远端、股骨近端和肱骨上端骨折。

骨矿含量诊断及分级标准：参考 WHO 的标准，结合我国国情，以种族、性别、地区的峰值骨量（均值为 M）为依据：骨密度高于峰值骨量 1 个标准差为正常；骨密度低于峰值骨量 1～2.5 个标准差为骨量减少；骨密度低于峰值骨量 2.5 个标准差以上为骨质疏松症，若伴有一处或多处自发骨折，为严重骨质疏松症。

二、骨质疏松症的发病情况

随着预期寿命延长和人口结构改变，骨质疏松症将成为更加严重的公共健康问题。预计到 2020 年，在发达国家中，老年人口将由 12.11%～15.17% 增至占总人口的 17.14%，发展中国家老年人将由 1990 年的 4.12% 增至 8.10%。全世界 65 岁以上人口占总人口的比例从 7.10% 上升至 14.10%。随着人类寿命的延长，人口老龄化必然会导致骨质疏松症及其引起的骨折，严重威胁着中、老年人的健康。

如果以双能 X 线骨密度仪检测股骨颈、正位腰椎（$L_2 \sim L_4$）的平均骨密度值为依据，凡是骨密度值与当地同性别人群的峰值骨密度相比减少≥25% 诊断骨质疏松症，则有学者认定为女性在 60 岁、男性在 75 岁以后就可以诊断骨质疏松症；大于 60 岁的女性包括绝经后骨质疏松和老年性骨质疏松，而男性患者均为老年性骨质疏松。预计到 21 世纪中叶，我国将进入高龄高峰期，60 岁以上人口将占总人口的 27%，达到 4 亿人。

1999 年调查发现中国 60 岁以上人群正位腰椎（$L_2 \sim L_4$）的骨质疏松发病率，男性为 11%、女性为 21%，股骨颈的骨质疏松发病率分别为 11% 和 27%。1999 年数据统计，我国 60—69 岁的老年女性的骨质疏松症发生率高达 50% ～ 70%，老年男性为 30%。在华北、华东、华南、西南以及东北 5 大区对 40 岁以上 5602 人汉族人口的调查结果显示，骨质疏松症患病率为 12.4%（男性为 8.5%，女性为 15.7%）；骨量减少发生率为 15.8%。北京市 50 岁以上的妇女脊柱骨折发病率为 15%，其中 80 岁以上者比 60 岁以下者的发病率高 6 倍；有学者调查 2242 例 60 岁以上老年患者骨折中 21.41% 为髋部骨折。佛山地区中老年骨质疏松中男性腰椎和股骨近端骨质疏松症发病率为 27.1% 和 2.2%，女性为 46.4% 和 11.8%。有研究显示，北京妇女腰椎骨密度尽管比美国白种人妇女低 15%，而其脊柱骨折的发病率却仅为 5.5%。上海地区 60 岁后骨折发生率为 20.10%，其中男性为 15.58%，女性为 24.43%；女性骨折发生率明显高于男性，且多在 60 岁以后发生，好发于股骨近端和桡骨远端；男性没有特异好发骨折部位。

世界卫生组织预测在今后 50 年，全世界范围的髋骨骨折例数将有大幅度的增加，其中 1/4 将发生在北美和欧洲，超过 1/2 发生在亚洲，特别是中国。由骨质疏松症引起的严重的医疗和社会负担，已成为全球公共卫生问题。

尽管我国骨质疏松症及其引起骨折的发生率明显低于西方人群，但我国是世界上人口最多的国家，2001 年 65 岁以上人口已占总人口的 7.11%，达 9062 万人。预测我国 65 岁以上人口占总人口的比例从 7% 上升至 14%，仅需要 28 年，老龄化的速度比欧美国家明显加快。因此，对我国已步入老龄化社会的现实必须保持清醒的认识，只有及早采取防治措施，制定骨质疏松症预防和治疗指南，才能在全国范围内有效地防治骨质疏松症。

三、东西方骨质疏松症的特点不同

1. 亚洲人的骨量峰值水平明显低于白种人。目前已有大量的研究结果证实，亚洲人的骨量峰值水平明显低于白种人，与 Cumming 在 1993 年提出的亚洲人骨峰值比欧洲人低 5%～15% 一致。从绝经年龄看，东西方女性绝经年龄基本相同，因此可推论同年龄的妇女，东方女性比西方白种人女性的骨量更低。按目前世界上较公认的理论来说，女性 30—35 岁骨量达峰值，此后以每年 0.2%～0.5% 速度丢失；绝经后，骨量呈加速丢失，每年 2%～3%，持续 10～15 年。由此来推算，59—60 岁的老年女性，未接受任何治疗的生理情况下，已丢失了 22.8%～57.0% 的骨量。而按 A. Kanis 的诊断标准，峰值骨量降低 25 个标准差时，女性均大于 70 岁，日本女性则均大于 90 岁。此时西方女性的 BMD 为 $0.907g/cm^3$。而日本女性的 BMD 为 $0.851g/cm^3$，中国女性为 $0.685g/cm^3$。也就是说，中国女性按西方的诊断标准，被诊断为骨量减少时，实际上 BMD 已比患严重骨质疏松症的西方女性的 BMD 低得多。

2. 世界各地域各人种间髋部骨折发生率差异很大。近年研究发现，世界各地域各人种间髋部骨折发生率差异很大，欧美白种人女性发生率最高，黑种人发病率最低。最近一项对北京地区的调查表明，尽管我国 60—70 岁老年人跌倒频率不低于西方，但女性髋部骨折发生率却明显低于美国白种人女性。分析表明，中国人髋部关节股骨颈较欧美人短，是骨折相对少的重要原因。此外，在对 60 岁以上老人下蹲能力测定时发现，中国 90% 的老年人能下蹲，而美国只有 60% 能下蹲。专家分析，这与中国人多用蹲式厕所，女性常用蹲式动作择菜、洗衣等劳动习惯有关。这使中国女性在摔跤时能有较好的应激保护姿势。

四、骨质疏松症钟爱女性

如前所述，骨质疏松是一种骨量减少、骨小梁破坏及骨折发生率增加的中老年疾病，女性多于男性，尤其是绝经后女性发病率最高。近年来的研究表明，与男性相比，以下因素对女性发生骨质疏松有重要影响。

1. 能够改变的因素

(1) 吸烟：吸烟女性的绝经期要比非吸烟女性平均早 5 年，前者分泌的雌激素将很快减少。吸烟还会影响新骨骼组织的生长。

(2) 食物：若每天从食物中得不到足够的钙和维生素，且饮用大量含咖啡因或磷酸盐的软饮料，患骨质疏松症的危险就很大。因为咖啡因可妨碍骨骼的生长，且增大尿中钙的含量。软饮料中的磷酸盐可与钙质结合，以致钙质难以被人体吸收。

(3) 锻炼：因为骨骼需要通过抗衡地球引力使其承受压力而变得强壮。例如在一场车祸后卧床休养36周，等于骨骼老化10年。

(4) 体重因素：研究表明，体重指数过低者及消瘦者的骨密度往往低于体重正常者和肥胖者。也就是说，体重过低的人骨密度水平偏低，患骨质疏松症的概率增高。这可能是因为重力负荷可增加骨矿含量，而体重本身就是一种重力与机械负荷，可使骨密度增加。因而体重过重者骨密度也相对较大。资料显示，在体重因素方面，女性受到的影响比男性更显著，故而女性更要重视饮食和锻炼，以保持适当的体重，防止因过于消瘦而增加骨质疏松症的发病危险。

(5) 不养育或哺乳期过长：如果未曾生育过子女，骨骼就无机会获得额外的骨骼组织。如果生育子女过多，每个孩子的哺乳期超过一年，你就可能会耗尽自己体内的钙。

2. 无力改变的因素

(1) 性别：身为女性，置身于较大的危险之中。这是因为女性骨骼天生比男性要小、要轻。

(2) 年龄：20—35岁为成年人的骨密度增加时期，此时的骨量与骨峰值达到一生之中的最高点。40岁之后，女性就开始逐渐丢失骨量，骨密度开始下降。与男性相比，女性骨量减少发生的时间要早十多年，所以女性骨质疏松的发病率也明显高于男性。研究表明，如果女性在20—40岁期间能够注意开展体育锻炼，特别是多参加户外活动，其骨量和骨峰值将会显著增高，对延缓骨量丢失的时间和程度有很大帮助。因此，中青年妇女应抓紧时间，每天抽出一定的时间进行体育锻炼及户外活动，切莫成为"温室里的花朵"而导致骨质疏松症早发。

(3) 家族史：女性长辈患有此症，你很有可能易患骨质疏松症。

(4) 种族：身为高加索女性或亚洲女性，也使你置身于较大的危险之中。

(5) 内分泌因素：雌激素是女性最为重要的性激素。除了维持女性性功能之外，它还具有促进骨形成和抑制骨吸收的作用，从而对维持骨密度，提高骨量具有促进作用。然而女性的雌激素不可能一直保持高水平状态。50岁之后，大多数女性将面临一个特殊生理时期——绝经期。在绝经期，机体将发生显著变化，卵巢功能减退，雌激素水平降低。雌激素水平的下降可使女性骨量的丢失更快，特别是在绝经期后的最初 5 年中，女性骨量下降极快，每年以 1%～5% 的速度丢失，而后骨量丢失的速度减缓，至绝经 15 年后趋于正常。因此，妇女在绝经后骨质疏松的发病率往往明显增高，且随年龄递增。有资料显示，45 岁以上的妇女骨质异常发生率约为 59%，50 岁以后达到 55% 以上，60 岁后达到 70% 以上。因此，女性进入绝经期后，尤其在最初 5 年中，要特别注意对骨量丢失的监测，一旦发现异常，应尽早求医，以免发展为严重骨质疏松，影响生活质量。

五、骨质疏松症的危害

1. 发病率高　老年人骨质疏松发病率较高，全球有 2 亿骨质疏松患者，并且女性多于男性。骨质疏松严重影响老年人生活质量，50 岁以上人群中，1/2 的女性、1/5 的男性在他们的一生中都会出现骨质疏松性骨折，一旦患者经历了第一次骨质疏松性骨折，继发性骨折的危险明显加大。我国老年人居于世界首位，现有骨质疏松症患者 9000 万，占总人口的 7.1%。预计到 2050 年将增加到 2.21 亿，那时全世界 50% 以上的骨质疏松性骨折将发生在亚洲，绝大部分在我国。

2. 疼痛　骨质疏松症患者感到腰酸背痛者最多，其次是肩背、颈部或腕、踝部酸痛，同时可感到全身无力。疼痛部位广泛，可有变化，与坐、卧、站立或翻身等体位无关，症状时轻时重。

3. 骨折　因骨骼强度和刚度下降，轻微暴力、跌跤，甚至坐车颠簸、咳嗽，都可以引起骨折。常见部位是脊柱椎骨、腕部(桡骨远端)和髋部(股骨颈)骨折。老年人脊柱和下肢骨折后，长时间卧床不起，可诱发多种并发症，如压疮、尿路结石、脑血栓、坠积性肺炎等，严重影响健康，威胁生命。

4. 骨骼变形　由于骨小梁变细、减少，骨骼易发生断裂。脊柱椎体主要由松质骨构成，其骨小梁断裂时，整体外观并无裂缝，X 线摄片或 CT 检查也难以发现。但日久天长，积少成多，一些椎骨慢慢塌陷，引起身材变矮，弓腰曲背。可继发腰背疼痛，影响行走、呼吸等多种功能活动。

骨质疏松的危害性还在于多数人无明显症状，而随着年龄增长，骨钙在不断流失，一旦出现症状，骨钙丢失常在 50% 以上，短期治疗难以治愈。或许在初期许多患者感觉不到自己已经有了骨质疏松的症状，但是随着年龄的增长，骨钙不断流失，这种症状一定是会越来越明显的。所以必须要进行及时的检查与治疗，才不会让骨质疏松影响我们一辈子。骨折是骨质疏松症引起的最严重后果，骨折可导致残疾、劳动力丧失、生活不能自理，甚至死亡。绝经后妇女骨质疏松症的患者最易发生桡骨远端骨折，因前臂近端、肱骨近端、股骨干及胫骨远端骨质疏松引起的骨折也不少见。老年人髋部骨折可造成长期病态，甚至死亡。ROSS 报道，髋部骨折 1 年内因并发症死亡率为 15% ～ 25%，经 6 个月的追踪观察，存活率可减少 12% ～ 20%，占各种疾病死亡率的第 12 位。骨折后 50%的人会终身残疾，生活不能自理；15% ～ 25% 的人需长期看护。住院费和医疗保健费用高，给社会和家庭带来了很大的负担，这些都会严重影响老年人的生活质量。给家庭、社会带来严重的危害，因此骨质疏松症是一个社会问题，已引起世界各国政府的重视。

通过阅读本章节内容我们可以深刻地了解到骨质疏松疾病的危害性。骨质疏松症有这么大的危害，我们是不是感觉到很惊讶呢，那么了解了这些危害之后希望我们在以后的生活当中，患者一定要重视该病的治疗，避免疾病给身体健康带来更多的影响。

（查　敏　徐丽丽　辛　颖　张　慧　曹振明）

第4章 骨重建与骨质量

骨代谢过程是骨组织自身不断更新的过程。从出生、成长、发育成熟到衰老，骨骼不间断地重复着陈旧骨清除及新骨形成的骨重建过程，经历着骨量增长、骨质改善到骨量减少、骨质衰退的历程。人生不同阶段量与质的盛衰可以从骨骼的物理性能——骨强度准确地反映出来。

骨质疏松症是以骨强度降低导致骨折危险性增高为特征的骨骼系统疾病。骨的强度是由骨量和骨质所决定的。除了以往被强调的骨量减少外，骨质减弱也是骨强度降低的重要组成部分。近年来大量的临床和实验研究结果在骨质量方面取得了比较一致的认识，即骨质量包含了骨的微结构、骨重建及其更新率、骨基质的矿化质量、骨胶原结构与组成成分以及骨内微损伤累积与自身修复能力等几个方面的含义。骨的更新与重建不仅与骨质量密切相关，并且在骨微结构的保存、基质矿化水平、骨内微损伤的修复等方面都起着关键性的作用。骨质疏松的防治也是通过对骨更新过程或骨更新速率（转换率）的调控达到干预的目的。因此，了解骨重建的特点与功能对理解骨质疏松症有着重要的意义。

本章节将对读者比较关注的骨组织的生长、发育、代谢和衰老表现进行阐述。

一、骨重建的特点与功能

骨重建（bone remodeling）是指在骨的同一部位少量骨质发生的一种循环性代谢过程，是为了维持骨的相对稳定状态而进行的骨形成与骨吸收，而不改变骨形态与大小的骨更新和骨代谢现象。也就是说骨重建随时间变化而改变，是骨吸收与骨形成之间的动态平衡，受到细胞因子、力学环境、年龄、内分泌等因素的影响。因此，骨重建是一种有序的和偶联的骨吸收及骨形成过程。骨重建在小梁骨的表面进行。骨重建导致矿物质的重新更换。如果重新更换的矿物质在组成和分布上与正常者不同，即有可能导致骨机械性能的变化。因为矿物质含量及其分布情况决定了骨的机械性能，BMD 的微小增加可显著提高骨的抗骨折强度。在许多疾病中，这种改变了的矿物质分布是造成骨小梁机械性能下降的原因。从骨小梁的三维有限元模型（3D finite element model）分析中发现，矿物质对骨小梁的影响是明显的。

骨重建只发生破骨与成骨的循环性转换，破骨与成骨在同一部位有先后顺序地进行，而且彼此偶联，紧密联系，故单独的骨重建不会发生骨形态与大小的改变。

骨骼成熟后，骨的更新与代谢并未停止。从微结构层面上看，骨重建的基本单位是骨重建单位（bone remodeling unit，BRU），皮质骨和松质骨中骨重建单位的建立过程。其大致循环过程是：骨吸收→骨形成→骨静止→骨吸收，如此周而复始地循环着。成人骨表面（亦称骨包被，envelope）始终处于重建过程中。在骨的形态切片上，骨的某一部位总是处于这一循环的某个时期，但各重建单位所处的循环周期时间点并不相同。这种生理特征给临床药物治疗带来困难，因为任何药物都有可能对一些重建单位是正性刺激，而对另一些重建单位是负性抑制。不同时期形成的骨单位组成骨的结构单位（bone structural unit，BSU），黏合BSU 的结缔组织形成黏合线（cement line）。皮质骨的 BSU（成人）约为 2.5mm，BSU 的平均体积约 0.065m^3。人体内约有 35×10^6 个 BSU。其中骨皮质占 60%，约 21×10^6 个；骨小梁占 40%，约 14×10^6 个。

骨重建过程需要使骨重建单位首先被激活，并由 OC 找定重建位点，溶解、吸收骨组织，形成陷窝，随之 OB 分泌类骨质填充，最后类骨质被矿化。由于破骨和成骨能力的差异，形成形状和大小均不相同的新的骨单位。骨重建的快慢由BRU 的重建速度决定。由于骨重建是骨代谢过程中骨形成与骨吸收的一种动态平衡变化，因而可由于代谢因素的变化，使骨形成 / 骨吸收经过 1 个或数个周期后，发生骨量（bone mass）的变化，引起骨量降低或增加。

由此可见，骨重建的特点是：①在人体中一直发生，骨成熟后继续进行，但重建速度因年龄不同而不同。儿童最快，骨成熟稳定一段时期后下降，35 岁左右最慢，随后又稍加快；②所有骨的自然表面，包括骨皮质的内、外膜表面，哈弗管表面，骨小梁表面都存在骨重建；③骨重建的速度决定了骨的转换率和类骨质总量；④骨重建不发生骨形态和骨量的改变；⑤骨形成和骨吸收的相对速度、总量和偶联情况是判断骨代谢的良好指标。⑥骨重建无方向性，但存在循环周期（骨重建周期）骨重建的成骨和破骨过程是相互依赖、相互影响和制约的，可以说没有破骨过程，就没有成骨过程，反之亦然。

骨重建过程维持了骨质与骨量的动态平衡，使骨骼的物理、化学性能得以保存和维持。骨重建具有四方面的功能：①使骨量保持相对恒定；②使陈旧骨得到更新；③骨内的疲劳和微损伤得到修复；④维持骨的形态、结构及组成成分的稳定性。第一项是保存骨量的功能，后三项是骨重建、维持骨质量稳定的重要功能。

二、骨重建与骨量

1. 骨量的变化具有明显的年龄依赖性。青少年时期与青春期骨骼形成的构建速度超过骨的分解吸收速度，大量新生骨存积，使皮质骨增厚，骨密度增高。30—40岁以后骨钙的移出量逐渐超过沉积量，骨量开始下降。绝经期妇女由于雌激素水平的降低，骨量流失速度明显加快，围绝经期3～5年内可以丢失总骨量的1/3左右。男性老年期退化性骨质疏松引起的骨量丢失一般在65—70岁才发生。与年龄相关的骨量增加或者骨丢失，也是骨重塑的结果。

2. 从微观角度看，单个骨重建单位在骨吸收期、逆转期、成骨期的初始矿化期与矿化成熟期等不同的重塑阶段其骨质与骨量也随增龄而动态变化。骨量决定于骨量的储备（峰值骨量），同时又依赖于骨更新的速率（骨转换率）。任何过高或过低的骨更新率均可造成骨量的减少、骨质的降低。绝经期妇女有大量的骨重建单位参与骨的更新，骨的更新率明显加速，新骨形成时间比骨吸收时间长，造成空间上与时间上的快速、大量骨丢失。老年人骨的更新速率较低，新骨形成速度远低于陈旧骨清除速度，破骨与成骨在时间上存在不对称性，因"时间差"造成骨量的丢失，使骨量绝对值降低。

不同类型原发性骨质疏松症各自骨改建形式与速度不同，但结果均导致了骨量丢失。骨的质与量有密切相关性，骨量的增减往往与骨质的变化伴随发生，骨量峰值阶段也是骨质量的最佳时期。骨的衰老与退化往往源于骨量丢失达到一定程度，骨微结构遭到破坏，尤其是连接性骨小梁的断裂、缺失致使骨结构力学完整性受到破坏，应力分散与传递功能丧失，局部应力集中使骨小梁微结构遭到进一步破坏，骨骼强度明显降低。

三、骨重建与骨强度

一旦骨骼的生长和构型完成，骨骼还需要重建来改变其内部结构。骨重建是指去除局部的旧骨代之以形成的新骨。机体经骨重建不断新陈代谢，防止骨骼老化，增加骨密度，因此骨重建是成熟骨组织的一种重要替换机制，是骨转换的细胞和形态学基础，能够预防骨组织疲劳损伤的积累从而保持生物力学特性的稳定。

如前所述，骨重建由骨重建单位（bone remodeling unit 或 bone multicellular unit，BRU 或 BMU）来完成，它是指在骨的重建过程中由破骨细胞与成骨细胞组成的一个成对的、相偶联的细胞活动过程，许多破骨细胞和成骨细胞有秩序地在骨表面活动，在骨表面上呈分散的灶性分布的细胞活动区域被称为 BRU 或 BMU。皮质骨的 BMU 在光镜下是以水门汀线为界的哈佛氏系统（骨单位），纵切面是一个圆锥切面。松质骨骨小梁的 BMU 是正在进行骨重建活动的区间。人体一生中可能有一段时期骨量保持相对稳定，骨丢失和骨积累维持平衡。妇女自绝经前骨量开始丢失，BMU 的骨量负平衡是骨丢失的基础，它最终将导致骨骼结构损伤，如皮质骨变薄，皮质骨内穿孔，骨小梁变薄、断裂和骨小梁消失。这样的结构变化致使截面积内用以承载的结构物质减少，骨骼出现微损伤发生骨折。

男女两性老年性骨质疏松症松质骨丢失的量相似，但男性松质骨丢失主要以骨小梁厚度改变为主，女性主要以骨小梁断裂为主。骨小梁断裂比骨小梁变薄所带来的椎体骨骼强度降低更为明显。绝经后妇女由于雌激素缺乏，骨重建活跃，BMU 内破骨细胞和成骨细胞的寿命和功能发生变化，破骨细胞的生存期变长，成骨细胞的生存期变短。

骨重建失衡除了引起骨骼的结构损伤外，还会影响骨材料特性，尤其是会导致骨组织矿盐含量变化。如果骨重建率增加，则矿化较完全的旧骨会被矿化不全的新骨所取代，使骨骼的刚度降低；如果骨重建率极低，则骨骼能够有充足的时间再次矿化，骨骼的刚度增加，但是骨修复微损伤的能力降低，使骨组织微损伤累积。

骨骼的脆性有赖于骨的材料和结构两个方面，包括骨骼的大小，皮质骨厚度，骨小梁厚度、数目和连接，骨矿盐含量，微损伤累积，骨细胞的密度和穿孔度。年龄增加和绝经后出现的骨重建失平衡及骨外膜骨形成相对不足，影响了骨骼的材料和结构特性：骨重建过速会使骨矿盐含量降低，骨骼的刚度下降；骨重建过低，会使骨骼的刚度增加，微损伤的积累增加。骨重建过程和重建的结果直接影响了骨强度。

四、骨结构与骨强度

骨小梁具有三维空间构筑的力学趋向性，皮质骨呈板层同心圆式排列，小梁骨与皮质骨连接结构的特点都显示出骨结构的力学适应性。骨组织是非均质性结构，骨小梁三维空间各向异性的分布，是人类在生物进化过程中适应性与获得性的遗传产物。

骨骼本身的固有机械强度与下述因素有关：①骨的体积、几何形态、长轴或直径大小；②骨矿含量和骨矿密度；③骨矿物质、水分、有机质的质量与三者的比例；④骨基质矿化程度（矿化过度与矿化不足）；⑤骨矿晶体大小和分布、排列情况；⑥胶原成分和胶原结构。骨的硬度（刚度）取决于骨基质矿化程度与基质的骨矿含量，骨的韧性来源于骨基质胶原蛋白。胶原增多使骨弹性增大，骨矿含量的增高使骨的刚度增强而弹性降低。骨的刚度和弹性模量反映骨的机械强度。

在正常生理载荷范围内，物理因素对骨量、骨形态起调节作用。随增龄出现的骨胶原交联网络强度下降，胶原的糖化也会导致骨机械强度的降低。应用放射学方法使骨胶原降解，导致骨脆性增大、骨强度下降，随着放射剂量加大，骨折危险性增加。

生理性应力载荷如人体重力的静力性载荷，有规律的骨骼肌收缩产生的动力性载荷都有利于骨量与骨质量的保持和改善。废用或失重状态下，骨更新过程会使骨量丧失，骨质量降低，出现骨质退化和骨结构萎缩。实验研究证实力学载荷可以调节骨骼细胞活性。负荷减小时，骨吸收增强，骨丢失加重。压力变化可以调控骨更新中核因子 κB 受体活化因子配体（receptor activator of nuclear factor kappa–B ligand，RANKL）的表达，限制 RANKL 的表达可以获得降低骨重吸收的效果。

五、骨重建与骨微损伤的修复

骨微损伤是在光学显微镜下能够观察到的骨基质的损害，与骨组织重建的关系密切。在骨质疏松和骨退变过程中，骨重建能力减弱而导致微损伤积累到一定程度时便会出现骨折，在疲劳骨折的发生中，微损伤产生速度大于修复速度而导致微损伤积累。

较早的研究发现，正常的生理循环载荷可导致骨的微损伤，当骨组织的弹性模量降低 30% 后，在光镜下可以观察到骨微损伤，此时观察到的微损伤表现为典型的线性裂纹。此后，在共聚焦显微镜下骨组织的弹性模量丢失 15% 左右时即可观察到微损伤。这也就说明，在承载早期就已经发生了骨微损伤，并且骨微损伤可能发生在胶原和羟基磷灰石晶体的水平。骨单位既是裂纹延长的屏障，也是应力集中的部位和骨组织的薄弱点，加速了裂纹的延长和扩展。

骨的微损伤累积与年龄及性别相关。人股骨头的微损伤也随着年龄而增加，70 岁以上女性的骨微损伤密度显著高于 70 岁以下女性。人从 40 岁开始，股骨干就有大量线性裂纹，在骨干颈处的皮质骨和椎体骨也有同样的发现。Schaffler 等发现随着年龄的增加，人的股骨干中骨微损伤也随之增加，并且骨微损伤随年龄增加的趋势在女性比男性更为显著。Vashishth 等的实验结果显示，男性椎体的弥散性损伤多于女性。

骨组织作为活的生物材料，处理骨微损伤时不同于机械材料，骨组织通过塑形和重建来改变骨的微结构和骨量，以适应新的载荷。正常生理应力范围是 $100 \sim 1000\mu\varepsilon$（微应变），在这个范围内骨组织的吸收和成骨保持相对平衡。载荷在 $1000 \sim 3000\mu\varepsilon$ 范围内，骨组织的塑形和重建活跃，增加了骨量和骨强度。当载荷超过 $3000\mu\varepsilon$ 时，将导致骨组织产生积累性微损伤，进而降低骨强度，骨微损伤产生过多，无法得到完整修复，引起骨小梁断裂和骨的疲劳骨折。

Hazenberg 等和 Taylor 等的研究发现，线性裂纹可以对骨细胞胞突的损伤和牵拉等刺激来影响细胞的活性，进而对破骨细胞和成骨细胞产生影响，来加速或抑制骨重建。长度超过 $100\mu m$ 的线性裂纹可以对细胞胞突造成损伤，断裂的胞突可能会分泌活性物质到细胞外基质，引起骨重建反应。Kurata 等研究表明，受损骨细胞的 RANKL 表达上调，破骨细胞激活而启动骨重建。Muir 等发现疲劳载荷可以诱发骨充血和骨细胞陷窝 – 骨小管内液向基质渗漏，可能使破骨细胞趋化因子释放，募集破骨细胞到骨微损伤区域，而启动了骨微损伤区域的骨重建。

六、干预性治疗对骨重建的影响

目前临床上治疗骨质疏松常用的药物主要是抗骨吸收药物和骨形成促进剂两大类。

1. 抗骨吸收药物　应用强力的骨吸收抑制药双膦酸盐治疗，使骨转换率降低可以高达 70%～90%，从而使骨密度增加。在临床骨质疏松治疗 1 年内，甚至 10 年治疗期均获得了降低骨折危险的效果，说明双膦酸盐是一种良好的防治骨质疏松药物。但是超大剂量使用双膦酸盐，骨吸收被过度抑制则可能出现以下两种情况。

(1) 使骨矿化时间相对延长，矿化过度，在骨刚度提高的同时增加了骨脆性。

(2) 骨重建过缓，减少了骨组织内微损伤的修复，骨上微型断裂的数目显著增加。因此超大剂量使用双膦酸盐会增加骨脆性。但是现在还没有关于使用临床常规治疗剂量的双膦酸盐引起微型损伤累积增加的报道。虽然抗重吸收药物，但骨转换率显著降低将在对骨质量造成的负面影响和骨折危险性降低之间形成一种矛盾。

2. 促进骨形成药　甲状旁腺素［PTH（1-34）］，使用后骨形成显著增加，骨密度显著提高，骨折发生率显著下降。而骨转换率显著增加，可能会引起骨强度大幅降低。但是此种骨皮质骨孔隙增加主要发生在骨骼的内膜面，该部分的力学作用远低于骨骼外膜面的皮质骨。外膜面皮质骨在甲状旁腺素治疗后会有轻度增加。实际上经甲状旁腺素治疗后皮质骨的厚度明显增加，最终骨量的显著增加抵消了骨组织质量减低的消极作用。

综上所述，骨转换是骨骼新陈代谢的过程。在骨骼的发育、成长，骨量的积累直至衰老、退化的全过程中，骨量和骨质的消长、骨骼特性的保持都与骨的转换过程密切相关。骨转换过程除受遗传、各种激素和细胞因子的影响外，也受到力学因素的调控。破骨与成骨这一偶联过程的相对平衡，有助于新陈代谢，保持骨骼的几何形态、成分、结构以及力学特性。一旦骨更新过程中破骨与成骨发生严重失衡，必将导致骨量的丢失，骨微结构受到破坏，骨的力学强度明显降低。当外加应力负荷超过骨骼本身机械强度时，骨折的发生将不可避免。因此，充分了解和认识骨转换过程对理解骨质疏松症与其他的骨代谢性疾病是十分重要的。

（邵　帅　仪军玲　咸金科　李建省）

第5章　骨质疏松症的诊断与鉴别诊断

在美国每年有超过 150 万人发生与骨质疏松相关的骨折，其中大多数人在骨折之前都不知道自己有骨质疏松，因为骨质疏松的进展是无痛性的。骨质疏松的特征是骨质减少，致使骨密度降低和骨间隙加大，从而骨头变脆，这是由于破骨作用活跃，而成骨作用不活跃而导致的。骨质疏松使你的骨脆性增大，并且只要受到轻撞击就有可能骨折，甚至轻度的张力，比如弯腰或咳嗽，也可能导致桡下段、股骨颈和肋骨等的骨折。尤其是股骨骨折，在数个月内可导致 20% 的死亡率，最终 30% 终身依赖辅助。因此早期诊断更显得重要。

骨质疏松症由多种病因所致。在诊断原发性骨质疏松症之前，一定要重视排除其他影响骨代谢的疾病，以免发生漏诊和误诊。需要鉴别的疾病如影响骨代谢的内分泌疾病（性腺、肾上腺、甲状旁腺及甲状腺疾病等），类风湿关节炎等免疫性疾病，影响钙和维生素 D 的吸收和调节的肠道和肾脏疾病，多发性骨髓瘤等恶性疾病，长期服用糖皮质激素或其他影响骨代谢的药物，以及各种先天和获得性的骨代谢异常疾病。

本章主要介绍骨质疏松的诊断标准与鉴别诊断，从而做到早发现，早诊断，早治疗，提高生活质量，降低死亡率。

一、测身高诊断骨质疏松症

人体的身高随着生长发育不断的增高，一般 25 岁左右时达到一生中最高峰，此后随着髋、膝关节间隙变窄、椎间盘的退变、骨密度的降低、椎体楔形变等因素，身高开始逐渐变矮。正常人体的身高在同一天中，晨起和晚上也存在着变化，这与椎间盘的压缩和复原等因素有关系。但是随着骨密度的降低，骨质疏松症的出现，人体脊柱中椎体的高度不断降低，甚至出现椎体压缩骨折，导致身高变矮。通过研究发现腰椎骨密度、髋关节骨密度与身高变化呈正相关，骨密度越低身高变矮越多。绝经后妇女随着年龄增加，骨密度和身高均下降，其中年龄在

50—60 岁、75—80 岁下降最明显，60—65 岁略缓慢。以绝经年限来看，绝经后 5 ～ 10 年下降最为显著，以后逐渐趋缓。

二、骨质疏松症诊断标准

临床上，医生在诊断骨质疏松症时应包括两个方面内容：①确定骨质疏松；②排除其他影响骨代谢的疾病。有时，骨质疏松的诊断十分简单（如驼背、变矮或脆性骨折），有时其病因诊断与分类又相当困难。

诊断骨质疏松症的临床标准是发生了脆性骨折及（或）骨密度低下。

1. 脆性骨折又称低能量性骨折或非暴力性骨折，是指自发性的或者轻微外伤就能发生骨折，脆性骨折是骨质疏松症最常见的严重并发症，好发于脊柱、髋部和前臂。比如，从不高于我们站立时身高的高度跌倒时发生的骨折，或一些日常活动如咳嗽、打喷嚏就能引发的骨折，这是骨密度下降的明确体现，也是骨质疏松症的最终结果和并发症。也称之为骨质疏松性骨折，正常人是不会出现的。发生了脆性骨折，临床上即可诊断骨质疏松症。凡是已发生脆性骨折的患者，即使未检测骨密度，亦可诊断为骨质疏松症 [《原发性骨质疏松症诊疗指南（2017）》]。既然脆性骨折是诊断骨质疏松症的标准之一，那么我们必须明确它的诊断标准。

骨质疏松性骨折（脆性骨折）的诊断需具备以下 3 条。

(1) 无明确暴力损伤史或具有低能量损伤史，如从人站立或更低的高度跌倒为低能量损伤。

(2) 骨折影像学检查证据。

(3) 需要鉴别诊断，排除其他原因造成的骨折（如继发性骨质疏松、骨肿瘤等）。

脆性骨折的影像学检查方法包括 X 线平片、CT、MRI 和同位素骨扫描等。推荐老年人（60 岁以上女性和 65 岁以上男性）应该常规拍摄胸椎、腰椎正侧位 X 线片，以确定是否存在椎体脆性骨折。椎体脆性骨折往往看不到骨折线，主要表现为椎体压缩变形。CT 扫描侧位定位像和双能 X 线吸收测定法（dualenergy X-ray absorptiometry，DXA）侧位成像也可以用于发现椎体骨折变形出现脆性骨折，提示将来发生新骨折的风险增加。

2. 基于骨密度测定的诊断标准。目前在临床上尚缺乏直接测定骨强度的手段，因此，骨密度和骨矿含量测定是骨质疏松症临床诊断以及评价疾病程度的客观量化指标。

骨质疏松性骨折的发生与骨强度的下降有关，而骨强度是由骨密度及骨质量所决定。骨密度约反映 70% 的骨强度，若骨密度低，同时伴有其他危险因素会增加骨折的危险性。因目前尚缺乏较为理想的骨强度直接测量或评估方法，临床上采用骨密度（BMD）测量作为诊断骨质疏松、预测骨质疏松性骨折风险、监测自然病程及评价药物干预疗效的最佳定量标准。骨密度（BMD）是指单位体积（体积密度）或单位面积（面积密度）的骨量，通过无创技术对活体进行测量。国际骨质疏松联盟（IOF）建议采用双能 X 线骨吸收测量仪测得的骨密度作为诊断标准，这是目前公认的骨质疏松症诊断的金标准。DXA 方法是目前诊断骨质疏松症的最佳方法，临床应用最广泛。

(1) 基于骨密度测定的诊断标准：建议参照世界卫生组织（WHO）推荐的诊断标准。DXA 测定的骨密度（BMD）值是诊断骨质疏松症的金标准。基于 DXA 测定：骨密度值低于同性别、同种族正常成年人骨峰值不足 1 个标准差属正常；降低 1～2.5 个标准差为骨量低下（骨量减少）；降低程度 ≥ 2.5 个标准差为骨质疏松。符合骨质疏松诊断标准同时伴有一处或多处骨折时为严重骨质疏松。

绝经后妇女和大于 50 岁男性的骨密度水平常用 T 值表示。

T 值 =（测定值 – 骨峰值）/ 正常成人骨密度标准差

诊断标准

正常	T 值 ≥ -1.0
骨量低下	-2.5 < T 值 < -1.0
骨质疏松	T 值 ≤ -2.5
严重骨质疏松	T 值 ≤ -2.5，并伴有 1 处及 1 处以上骨折

对于儿童、绝经前妇女及小于 50 岁的男性，其骨密度水平建议用 Z 值表示：Z 值 =（测定值 – 同龄人骨密度均值）/ 同龄人骨密度标准差。Z 值 ≤ -2 被认为是骨量低于该年龄预期范围。

(2) 测量骨密度的临床指征：符合以下任何一条建议行骨密度测定。

①女性 65 岁以上和男性 70 岁以上，无论是否有其他骨质疏松危险因素。

②女性 65 岁以下和男性 70 岁以下，有一个或多个骨质疏松危险因素。

③有脆性骨折史和（或）脆性骨折家族史的男、女成年人。

④各种原因引起的性激素水平低下的男、女成年人。

⑤X 线片显示已有骨质疏松改变者。

⑥接受骨质疏松治疗、进行疗效监测者。

⑦有影响骨代谢疾病或使用影响骨代谢药物史。

⑧IOF 的 1min 测试题回答结果阳性者。

⑨OSTA 结果≤ –1。

(3) 骨密度测量频率：骨密度需要定期复查，作为骨质疏松的筛查每年测定 1 次；如果应用糖皮质激素，应在最初用药 6 个月后检测骨密度，且应每 6 ～ 12 个月检测直至骨量稳定；若用于抗骨质疏松药物疗效的监测，可酌情每 6 ～ 12 个月复查骨密度，但应注意双腿有骨折、双腿有做关节置换、脚跟有皮肤溃烂者，不建议监测骨密度。

三、我国骨质疏松症诊断标准

根据中国人群的实际情况采用中国老年学学会骨质疏松委员会（Osteoporosis Committee of China Gerontological Society，OCCGS）建议的 –2.0SD 或者骨量下降 25% 作为骨质疏松症的诊断标准。目前国内大多数医疗机构采用世界卫生组织（WHO）在 2004 年发布诊断骨质疏松症的诊断标准，以所测骨密度低于同性别峰值骨密度 2.5SD 作为骨质疏松症的诊断标准，因此求得准确的骨密度峰值及其 SD 对骨质疏松症诊断的可靠性至关重要。资料显示，我国测定的峰值骨密度较国外的研究结果偏低，SD 偏大，可能与抽样人群存在一定偏性和质控不严等因素有关。近年来，有研究在扩大样本量和严格质控后，所测骨密度峰值及其 SD 与国外结果接近，支持 WHO 关于骨质疏松症的骨密度诊断标准适用于我国人群的共识，并已列入由中华医学会骨质疏松与骨矿盐疾病专业委员会组织 2017 年编写的《原发性骨质疏松症诊治指南》中。

四、骨质疏松症的鉴别诊断

骨质疏松的鉴别诊断应包括对骨痛、脆性骨折和低骨量的鉴别诊断，以及原发性和继发性骨质疏松的鉴别诊断。其中骨骼疼痛是一种症状的鉴别诊断，在不同的疾病中并无特异性，但若患者骨痛特别严重，应警惕潜在的其他严重疾病的可能，如骨软化症、肿瘤骨转移等。

下面重点讨论低骨量的鉴别诊断，以及原发性和继发性骨质疏松的鉴别诊断。

详细的病史采集及体格检查，结合骨密度评估及影像学检查以诊断骨质疏松症。诊断原发性骨质疏松症前，需要排除导致骨质疏松症的继发性原因，尤其对于那些近期发生骨折、多发骨折及 BMD 非常低的患者，避免延误原发病的治疗。

1. 低骨量鉴别诊断　正常骨骼由矿物质和有机质两个部分组成。DXA 所测得的是骨矿量（bone mineral content，BMC）和 BMD，并非反映骨骼所有特性全貌。低骨量是指 BMD 减低或 BMC 含量减少。同为低骨量，但是在骨质疏松和其他骨病中，骨骼内部的成分和结构变化有很大差异。骨质疏松的患者，骨矿物质和有机质呈等比例减少，出现骨皮质变薄，骨小梁纤细、结构紊乱；而骨软化症的患者也出现骨矿物质减少，但其有机质并不减少，甚至会增多，类骨质堆积，矿化不良；成骨不全的患者，由于其有机质结构的异常，导致骨矿物整体密度下降；Paget 骨病出现骨量低下，但是主要表现为骨骼的结构紊乱，骨骼呈现膨胀性改变。因此，在低骨量的患者中应先除外上述骨病，再做骨质疏松的诊断。

(1) 骨软化症：主要病因有营养缺乏（维生素 D 和钙剂）、低磷血症、酸中毒、体内矿化抑制物、肾性骨营养不良和间叶组织肿瘤等。其重要的表现为骨骼疼痛、活动困难、身体变形等。血钙、磷水平异常、25(OH)D 水平降低，显著升高碱性磷酸酶（alkaline phosphatase，ALP）是骨软化症的特征性改变。X 线相提示骨质模糊呈磨玻璃样改变，椎体出现双凹变形或"夹心饼"样改变，严重者表现为骨盆变形呈三叶草样改变。

骨软化症的典型 X 线表现为股骨干、胫腓骨或坐骨支等部位出现对称性的"假骨折线"（looser zone）。

(2) 成骨不全：是由于 I 型胶原生成障碍或结构异常，导致骨骼脆性增加和容易发生骨折的疾病。其特征为骨质脆弱、蓝巩膜、耳聋和关节松弛等，患者通常具有家族史。

X 线表现主要为骨质缺乏及普遍性骨质稀疏，可见长骨细长，骨小梁稀少，皮质菲薄，特别是腓骨纤细如"筷子状"，儿童颅骨钙化延迟，骨板变薄，有"缝间骨"等表现。

轻型成骨不全可能仅在成年后测量 BMD 时发现骨质疏松，通过家族史、蓝巩膜和耳聋等体征有助于进行鉴别诊断。

(3) 其他的骨骼先天发育异常所致的骨量减低：骨纤维异样增殖症、变形性骨炎和软骨发育不良等可以通过特殊的体征和检查异常进行鉴别诊断。

骨纤维异样增殖症主要表现为病骨区畸形肿胀，发生于面部者表现两侧不对称，眼球移位、突出，鼻腔狭窄，牙齿松动，齿槽嵴畸形，流泪，腭部隆起。骨纤维异样增殖症的 X 线检查，单发性骨纤维异样增殖症病变在髓腔内长管状骨的干骺端或骨干，中心位或偏心位，病变部位表现为模糊的髓腔内放射透明（低密度）区，被形容为"磨玻璃状"。可见不规则的骨纹理，骨质有不同程度的扩张，骨皮质变薄，病变区与正常骨质间界线明显。可看到反应性硬化缘，无骨膜反应。病变部位在股骨颈或股骨上端可发生镰刀状变形，称为"牧羊杖"畸形。

变形性骨炎是一种病因不明，以进行性风湿样骨关节痛、脊柱和四肢畸形、病理骨折及脑、脊髓压迫症状为主要特征的慢性骨病。患者常见骨畸形，如头颅增大、驼背和四肢弯曲畸形，同时可出现颅底陷入、脊髓及神经根受压迫症状，还可出现耳硬化、耳聋、视神经萎缩等。X 线检查显示，早期骨结构的变化主要为吸收破坏，以后可呈囊状或蜂窝状骨吸收。生物化学检查显示血清钙正常或偏高，碱性磷酸酶明显增高，酸性磷酸酶含量也轻度增加。尿钙及尿羟脯氨酸排泄增加。

软骨发育不全又称胎儿型软骨营养障碍、软骨营养障碍性侏儒等。是一种由于软骨内骨化缺陷的先天性发育异常，主要影响长骨，临床表现为特殊类型的侏儒 - 短肢型侏儒。X 线检查其表现主要有以下几点。①颅盖大，前额突出，顶骨及枕骨亦较隆突，但颅底短小，枕大孔变小而呈漏斗型，其直径可能只有正常人的 1/2。如伴发脑积水侧脑室扩张。②长骨变短，骨干厚，髓腔变小，骨骺可呈碎裂或不齐整。在膝关节部位，常见骨端呈 V 形分开，而骨骺的骨化中心正好嵌入这 V 形切迹之中。由于骨化中心靠近骨干，使关节间隙有增宽的感觉。下肢弓形，腓骨长于胫骨，上肢尺骨长于桡骨。③椎体厚度减少，但脊柱全长的减少要比四肢长度的减少相对少很多。自第 1 腰椎至第 5 腰椎，椎弓间距离逐渐变小。脊髓造影可见椎管狭小，有多处椎间盘后突。④骨盆狭窄，髂骨扁而圆，各个径均小，髋臼向后移，接近坐骨切迹，有髋内翻，髋臼与股骨头大小不对称。

2. 原发性还是继发性骨质疏松的鉴别　多种疾病可以引起继发性骨质疏松症，引起继发性骨质疏松症的常见原因有钙和维生素 D 缺乏或不足、内分泌系统疾病、风湿免疫病、慢性肝肾疾病、胃肠疾病致吸收不良、血液系统疾病、肿瘤相关骨病、长期制动、器官移植术后、使用糖皮质激素类药物等，其中最危险的是恶性肿瘤，最常见的是糖皮质激素诱发骨质疏松症。简述如下。

(1) 内分泌代谢疾病：引起继发性骨质疏松的常见内分泌疾病包括皮质醇增多症、甲状旁腺功能亢进症、甲状腺功能亢进症、甲状腺功能减退症过度替代治疗、垂体或性腺功能减退症、糖尿病等。

①皮质醇增多症：分为内源性（库欣综合征）和外源性（长期皮质激素治疗）两种。

发生机制：a. 皮质类固醇对骨的作用：促进蛋白分解，使骨基质合成障碍，抑制成骨细胞增生和胶原合成，抑制成骨细胞骨钙素产生，增加破骨细胞数量和活性，骨吸收表面增大，从而促进骨吸收和抑制骨形成。b. 皮质类固醇对肠钙吸收和尿钙排量的作用：抑制肠钙吸收，增加尿钙排泄。c. 皮质类固醇对 PTH 和维生素 D 代谢作用：由于肠钙吸收减少及肾小管重吸收钙下降所致血钙浓度降低，使 PTH 高于正常，继发性甲旁亢是皮质类固醇增加骨吸收最主要的机制。d. 皮质类固醇对性激素影响：皮质醇增多可抑制垂体促性腺激素、卵巢分泌雌激素、睾丸分泌睾酮以及肾上腺分泌雄烯二酮和去氢表雄酮，而使骨吸收增加，骨量减少。除有皮质醇过多本身特有的体征外，所致骨质疏松临床表现有骨痛、骨折和活动受限，儿童身材矮小、生长障碍，病变主要在中轴骨和肋骨，四肢骨少见，完善血尿皮质醇、大小剂量地塞米松抑制试验及垂体、肾上腺影像学等检查可鉴别。

②甲状旁腺功能亢进症：由于腺瘤、癌及先天性疾病导致甲状旁腺激素分泌增多，造成破骨细胞过于活化，骨吸收增强，骨钙大量入血，同时肠钙吸收及肾钙吸收会增加，引起高钙血症，并发骨病变。骨骼病变以骨吸收增加为主，骨

密度测量可见患者全身骨量均有不同程度减低，但皮质骨较松质骨更明显。完善血钙磷、碱性磷酸酶、PTH、尿钙及甲状旁腺超声、MIBI 有助于鉴别。

③甲状腺功能亢进和甲状腺素替代：甲状腺激素增多，使成骨细胞和破骨细胞的活性都增加，破骨细胞更明显，骨吸收超过骨形成，骨转换率增加，负钙平衡，加之蛋白质分解代谢过盛，负氮平衡，致骨量丢失和骨质疏松，在妇女更为常见，骨折危险性增加，发生骨折的年龄早于无甲亢史者。甲亢患者骨量丢失发生在外周皮质骨早于中轴骨。完善甲状腺功能谱检查可鉴别。

④垂体或性腺功能减退：如垂体大腺瘤、泌乳素瘤、卡尔曼综合征、克氏征及特纳综合征等患者，可因肿瘤压迫、高泌乳素血症、低促性腺激素以及本身性腺功能障碍，导致性激素合成及分泌减少，可使骨组织对甲状旁腺素的反应敏感性增加，增加骨吸收，骨量减少，以及骨密度降低。可有相关疾病本身的临床特征，如头痛、视野缺损、女性月经紊乱、泌乳、肥胖、男性阳痿等，可完善垂体及相关靶腺轴激素、血睾酮、雌激素及垂体 MRI、性腺超声检查以协助鉴别。

⑤糖尿病：高血糖可损害甲状旁腺激素及活性维生素 D 对成骨细胞的激活反应性，同时由于胰岛素分泌不足直接导致成骨细胞分泌胶原蛋白受到抑制，导致糖尿病成骨细胞功能不足，阻碍成骨性骨形成，骨质量受损，另外高糖时可有破骨细胞增生的增加。1 型糖尿病和 2 型糖尿病均增加骨质疏松的危险性，尤其1 型明显相关，低骨量在 1 型糖尿病患者中较多见，因为此型患者多发病于 20 岁前，骨骼正处于发育阶段，易累及骨，并且体型瘦者居多，胰岛素缺乏，而 2 型糖尿病患者低骨量和骨质疏松发生较少，可能与此型患者常见于 40 岁之后，骨骼已发育完全，已达骨峰值或处峰值后阶段，并且多数体型较胖，胰岛素水平正常或升高，对骨有促进合成作用。

(2) 风湿免疫病：骨骼损伤是很多慢性风湿性疾病的标志，如类风湿关节炎、强直性脊柱炎及系统性红斑狼疮等。炎症引起的细胞因子，如 TNF、IL-6、RANKL 的表达加速了破骨细胞的生成，而且单核 - 巨噬细胞在滑膜炎性组织中堆积，表达受体（如 RANK），从而刺激破骨细胞活性。在风湿性疾病中，合并的关节痛、制动及皮质激素治疗不可避免地导致骨的进一步丢失。类风湿关节炎分为局部的和全身的，局部骨质疏松是由于患病关节的疼痛，关节功能受限引起的失用性萎缩，以及关节周围血供障碍造成的；全身性骨质疏松的原因可能为破骨细胞活性增加、免疫系统异常、钙摄入不足、低营养饮食、日晒时间少及年龄增加等。完善血沉、类风湿因子及其他免疫相关指标有助于诊断。

(3) 消化系统疾病：多种胃肠道疾病可以引起钙、磷、镁及脂溶性维生素吸收不良，慢性肝病使活性维生素 D 生成减少，可能导致骨质疏松。

① 胃肠道疾病：胃肠道疾病引起的骨病常常由于一系列消化和吸收障碍，影响维生素 D 和钙的吸收而致。常见于胃切除术后、肠道脂肪泻、克罗恩病、溃疡性结肠炎、胰腺功能不全等。胃肠道手术（如毕 I 式、毕 II 式及小肠切除术）影响维生素 D 及钙的吸收和利用，最终导致骨病，尤其是椎骨骨质疏松。脂肪泻存在小肠对脂肪吸收减少，而维生素 D 是一种脂溶性维生素，它的吸收将随着脂肪吸收减少而降低，维生素 D 降低使肠钙吸收减少，此类患者血钙及尿钙排量常降低，血碱性磷酸酶有增加，血 25-(OH)D 水平明显降低，通常可见骨量减少，腰椎及肋骨骨折亦常见。克罗恩病和溃疡性结肠炎常合并严重骨病，尤其进行肠切除术患者，可引起维生素 D 和钙的吸收障碍而发生骨量丢失。大肠疾病很少与骨量丢失有关，因为吸收的过程几乎都在小肠完成。

② 慢性肝病：以原发性胆汁淤积性肝硬化（primary biliary cirrhosis，PBC）、慢性活动性肝炎和酒精性肝硬化这三种肝病较常见。PBC 因胆汁淤积而致肝脏功能受损，维生素 D 在肝脏的代谢以及维生素 D 转运蛋白、清蛋白和维生素 D 结合蛋白在肝脏产生都减少，引起维生素 D 功能降低致使钙吸收障碍，通常表现为低转换率的骨质疏松。目前认为，慢性活动性肝炎患者不会比其他慢性肝病有更明显的骨密度降低和骨折的发生率增加，除非应用糖皮质激素治疗。

(4) 血液系统疾病：血液系统的恶性肿瘤可以引起骨质破坏、影响骨重建，如多发性骨髓瘤、白血病、淋巴瘤等，所以能引起严重的骨质疏松。

① 多发性骨髓瘤：是一种绝大多数具有广泛骨损害的恶性肿瘤，多发散在的溶骨性损害出现在骨髓瘤细胞沉着及聚集部位，常见于脊柱、颅骨、肋骨及长骨近端。破骨细胞聚集在骨髓瘤细胞周围，有原因不明的骨形成损害，骨髓瘤的骨损害是由瘤细胞在骨的微环境中释放局部作用的细胞因子，包括 TNF-β、IL-1 和 IL-6，刺激破骨细胞骨吸收所致。临床表现可有骨痛、骨折、高钙血症、脊髓压迫、肾脏受累、出血、易感染等，血尿轻链单克隆升高，血碱性磷酸酶不增加，骨骼 X 线片及骨扫描有助于诊断。

② 白血病和淋巴瘤：肿瘤细胞局部产生各种破骨细胞激活因子，刺激骨吸收。有报道与人类 T 细胞淋巴瘤 / 白血病病毒 I 有关的淋巴瘤可产生甲状旁腺激

素相关蛋白（PTHrP），促进骨吸收。

(5) 肿瘤相关骨病：实体肿瘤弥漫性转移可以类似原发性骨质疏松，尤其是在缺乏局部的溶骨性和（或）骨硬化性病变时。伴随骨痛和病理性骨折的不明原因的骨质疏松患者应彻底的检查，以排除潜在的恶性疾病，尤其是转移性的乳腺癌、前列腺癌、肺癌及其他，骨病原因分为以下两种情况。

① 恶性肿瘤的体液性因素：指由于未发生广泛骨转移的实性肿瘤或对肿瘤有反应的其他细胞分泌体液介导因子至血液循环，刺激破骨细胞骨吸收，导致骨量减少。常见于肺、食管、宫颈、阴道及头颈部的鳞状上皮细胞癌。其他还有肾、膀胱、卵巢及胰腺癌，而乳腺癌既可有体液因素导致骨破坏，也可有溶骨性骨转移。体液介导因子主要为甲状旁腺激素相关蛋白（PTHrP），其他少数包括 $1,25-(OH)_2D_3$，异位产生 PTH 及某些细胞因子（如 IL-1、IL-6、TNF-β 等）。

② 实行肿瘤溶骨性骨转移：有两种不同类型，即溶骨性骨转移和成骨性骨转移，其中溶骨性骨转移最常见，多为肺癌、乳腺癌的广泛骨转移，成骨性骨转移占骨转移的 5% ～ 10%，以前列腺癌多见。骨转移部位溶骨原因：①瘤细胞产生蛋白分解酶导致骨基质溶解破坏；②骨转移灶部位的瘤细胞或被瘤细胞激活的宿主免疫细胞，在骨的微环境下释放某些破骨细胞刺激因子，导致局部破骨细胞增生，继而促进溶骨。

(6) 神经系统疾病：如帕金森病、短暂性脑缺血发作、卒中、阿尔茨海默病、癫痫、多发性硬化、肌萎缩侧索硬化及糖尿病神经病变，由于制动及药物的因素，均能增加跌倒及骨量减少风险。上述患者骨质疏松和骨折的风险增加，对老年妇女，尤其如此。导致风险增加最主要的原因是疾病本身导致的身体活动受限，从而造成失用性骨质疏松。

(7) 器官移植及相关药物：近年来器官移植患者也越来越多，其中许多患者接受糖皮质激素如泼尼松其作用于骨小梁丢失明显及免疫抑制药（如西罗莫司）其具有抗增殖和抗血管生成，这些药物都可能引起骨质疏松。糖皮质激素，如地塞米松、可的松、泼尼松、氟氢松等。这是因为：① 该药能促进人体内蛋白质的分解，增加钙、磷的排泄，从而减少蛋白质和黏多糖的合成，使骨基质的形成发生障碍。② 该药能抑制成骨细胞的活性及骨质的生成，可使骨小梁和成骨细胞的数量减少，从而引起骨质疏松。此类患者的临床症状是腰背痛，并极易发生自发性骨折。因此，患者在使用糖皮质激素期间，若出现难以解释的、逐渐加重的腰背痛、关节痛或关节活动受限时，且疼痛与气候无关而与活动有关，均应考虑发生了骨质疏松。

此外，肝素、抗癫痫药物、甲状腺激素、促性腺激素释放激素类似物（GnRHa）等药物都可能导致骨质疏松。有资料显示，使用肝素，如普通肝素、低分子肝素等超过 4 个月的患者，就有可能发生骨质疏松，或是自发性骨折。这可能与肝素能促使骨膜原溶解，或使某种酶受到抑制有关。预防此症的关键是要严格地控制用药剂量，避免大剂量、长时间应用肝素。长期使用抗癫痫药，如苯妥英钠、苯巴比妥等，因此类药物能促进维生素的降解，使消化道对钙的吸收减少，而导致低钙血症。低钙血症可使患者的骨容量减少 10% ～ 30%，进而有出现骨质疏松和自发性骨折的可能。因此，长期服用抗癫痫药的患者，应在用药的 3 ～ 4 个月后，开始补充维生素 D 和钙剂。甲状腺激素（甲状腺粉等）与生长激素有协同作用，可促进骨骼的生长发育。但应用过量的甲状腺激素则会造成人体内的钙磷失衡，从而引起骨骼脱钙、骨吸收增加，进而导致骨质疏松。

获得性免疫缺陷综合征（acquired immune deficiency syndrome，AIDS）患者的治疗药物蛋白酶抑制药也可以引起骨质疏松。HIV-1 可能通过感染骨细胞而影响骨代谢，HIV-1 感染者低体质量，维生素 D 缺乏及性腺功能减退也会影响骨骼系统。研究发现，HIV-1 感染者骨质疏松和骨量减少的发生率远远高于普通人群。高效联合抗反转录病毒治疗（highly active antiretroviral therapy，HAART）的应用，尤其是蛋白酶抑制药，是 HIV-1 感染者骨密度降低的危险因素，接受 HAART 者发生骨质疏松的风险是对照组的 3 倍。

然而，在临床工作中应注意，上述引起继发性骨质疏松的因素在男女患者中有所差异。如，女性患者甲状腺疾病较常见，长期甲状腺功能亢进或甲状腺功能减低用甲状腺素替代治疗过量，可以导致骨质疏松。风湿免疫疾病也较常见，类风湿关节炎或红斑狼疮等疾病长期接受糖皮质激素治疗，这些均是骨质疏松症的危险因素。乳腺癌患者接受芳香化酶抑制药治疗，使雄激素向雌激素转化减少，可导致骨质疏松症。另外，低体质指数（body mass index，BMI）对维持骨量不利，过于消瘦是骨质疏松的危险因素，神经性厌食患者骨量常降低。年轻女性患者中，应关注月经情况，卵巢早衰可引起骨质疏松症。

男性骨质疏松患者不同于女性，女性原发性骨质疏松占多数，而男性原发性或特发骨质疏松症仅占 40% 左右，60% 的患者可能继发于某些原因，其中最常见的原因是性腺功能低减、使用糖皮质激素及过度饮酒。一项对髋部骨折的老年男性的研究表明，66%的患者有性腺功能减低，对男性椎体骨折人群的研究表明，20%的患者性腺功能减低，且多数患者无明显临床症状。此外，过度酗酒和吸烟，是骨质疏松症的独立危险因素。前列腺癌患者接受促性腺激素释放激素类似物（GnRHa）治疗可能导致骨质疏松。

五、骨质疏松症诊断、鉴别诊断相关的辅助检查

1. **骨密度测定** 骨密度及骨测量的方法较多，不同的方法在骨质疏松症的诊断、疗效的监测、骨折危险性的评估作用也有所不同。骨密度测定作为诊断骨质疏松、预测骨质疏松骨折风险、检测自然病程及判断药物疗效的定量指标。骨密度测量技术主要是利用 X 线通过不同介质衰减的原理，对人体骨矿含量、骨密度进行无创性测量的方法。医生在临床工作中应用的有双能 X 线吸收测定法（DXA）、定量计算机断层照相术（quantitative computed tomography，QCT）、外周双能 X 线吸收测定法（peripheral quantitative computed tomography，pDXA）、X 线摄像定量超声（quantitative ultrasound，QUS）及外周定量计算机断层照相术（peripheral quantitative computed tomography，pQCT）。前两种测定的是中轴骨骨量，其余均为外周骨测量方法。

(1) 双能 X 线吸收测定法（DXA）：DXA 是目前使用的骨密度测定技术中最成熟的测量方法，并被多数流行病学研究所采用，是多数临床药物研究和疗效观察采用的方法，此方法辐射剂量可忽略不计，并且其准确性、灵敏性、可重复性均较好。DXA 测量值也是目前公认的骨质疏松症诊断的金标准。其中 T 值的参考值范围应以 NHANES（National Health and Nutrition Examination Survey）Ⅲ为基础。一般东方人群的骨密度低于西方人群，但在用身高和骨面积校正后，两类人群的骨密度几乎相同。DXA 主要测量的部位为正位腰椎、左右两侧股骨近端（髋部），有特殊需求的患者还可以对腕部、前臂、跟骨，甚至全身进行测定。

DXA 测量所得的结果主要有骨密度（BMD）绝对值、T 值（与青年人对比的相对值）、Z 值（与同龄人对比的相对值）。此外，还有骨矿含量、面积（AREA）等。DXA 除了用于诊断骨质疏松外，还可以对骨折风险进行评价。BMD 绝对值是指单位面积骨矿含量，其单位面积用 g/cm^3 表示。T 值，是所测 BMD 与同性

别同种族的峰值 BMD 比较的值，是诊断骨质疏松症的主要参数。在 DXA 的临床使用过程中，应注意诊断标准的适用范围和局限性。

T 值 =（测定值－骨峰值）/ 正常成人骨密度的标准差

Z 值 =（测定值－同龄人群均值）/ 同龄人骨密度标准差

需注意不同骨密度设备的检查结果是不能直接比较的，因其应用 X 线或超声原理不同。双能 X 线生产方式不同，校准方式不同，参考人群数据不同，因而所得骨密度、T 值、Z 值均不同，但可通过公式校正，建议最好固定一家有资质的医院，使用同一台骨密度仪进行检测，有利于前后对比。其次，DXA 是平面投影技术，测量的是面积骨密度，测量结果受到被测部位骨质增生、骨折、骨外组织钙化和位置旋转等影响，尤其是老年人群。除了 DXA 检查常规测量腰椎和髋关节两个部位外，还可测前臂远端骨密度，或进一步做 QCT 检查或 X 线片检查。

许多人担心 DXA 的辐射问题，实际上 DXA 是一种低辐射剂量（总效应剂量＜ 10μSv）的检查方法，与我们每天受到的自然界辐射大致相当，因而不会影响到健康。进行 DXA 骨密度测量时，要排除一些干扰因素，如去除外部可能造成伪影的物品（金属物、腰带、钱包、磁扣、拉链、饰品等）尽量在空腹或餐后 2～4 小时测量，检查前应确认近期内没有行钡餐、增强 CT、注射核素等检查。

(2) 定量 CT 骨密度测量（QCT）：定量 CT 骨密度测量是在临床 CT 基础上加专用体模和分析软件对人体的骨密度进行测量的方法。

① 优点：QCT 测量的骨密度是真正的体积骨密度（vBMD，单位 mg/cm^3），其测量结果不受测量感兴趣区周围组织影响，不受骨骼大小的影响，不受腹主动脉钙化和椎体退变的影响。QCT 比 DXA 更能准确地反映骨密度，是目前唯一可以分别测量松质骨和皮质骨密度的方法，为骨质疏松的早期诊断、骨质疏松不同病因的分析和检测疗效提供了新途径，其次在测量骨密度的同时，QCT 可以观测骨的微结构如骨小梁厚度，了解所测区域骨的几何形态特征，对骨强度的预测更有价值。大多数临床 CT 加上 QCT 体模和软件都可以 QCT 骨密度测量。QCT 测量部位以腰椎为主，也可以测量髋关节或其他部位。腰椎和髋关节 QCT 扫描都可以和该部位常规 CT 检查相结合，一次扫描即可完成，患者不需要接受额外的辐射。QCT/pQCT 的辐射剂量比 DXA 的剂量大，但与多数 CT 扫描相比，QCT 的剂量小。QCT 骨密度测量不受脊柱退行性病变和增生等因素的影响，可

以避免上述因素影响造成的假阴性。QCT 诊断骨质疏松只需做一个部位即可，根据临床需要选择做脊柱或髋关节。QCT 的脊柱侧位定位像可以用于评价椎体变形，发现骨折。

目前骨质疏松的诊断标准仍是根据 DXA 骨密度测定的结果，而且仅仅适用于 DXA，不能用于 QCT 在内的其他骨密度测定的技术。国际临床骨密度学会（International Society for Clinical Densitometry，ISCD）2007 年及美国放射学院（American College of Radiology，ACR）2013 年，建议腰椎 QCT 骨质疏松诊断标准如下。

腰椎 QCT 骨质疏松诊断标准

诊　断	QCT 骨密度（mg/cm^3）
正常	≥ 120
骨量减少	80 ～ 120
骨质疏松	≤ 80

标准沿用 DXA 的诊断标准。经过国内数据验证，该标准适用于中国人群。QCT 测定的是骨骼横断面的图像，可以把骨皮质和骨松质分开测量，因此可以测定松质骨骨密度，如椎体松质骨密度，更能灵敏反映生物早期骨量丢失和给予治疗后的骨量变化。此外，可根据受检者的具体情况在一次检测时同时完成腰椎 BMD 测量，有无椎体压缩性骨折以及腰椎间盘、椎体、附件骨关节结构和胸、腰椎椎体形态等方面的评估，在测量骨密度的同时，可提供骨几何形态学参数。

②缺点：价格昂贵，测量费时，受试者照射剂量一般为 DEXA 的数十倍至数百倍，测量误差均较大。

(3) 骨定量超声检测（QUS）：超声骨密度检测是一种无辐射的骨矿含量测量的方法。骨超声传导速度主要与骨的弹性、微结构和密度有关；超声振幅衰减主要受骨密度及骨的微细结构，即骨小梁数目、小梁间连接关系、小梁外隔距离及走向的影响。因此 QUS 不仅能反映骨密度，还能了解骨的质量，即可反映骨微结构及弹性，由于该检测方法所产生的 T 值与 DXA 的 T 值定义不同，所以不能套用 WHO 诊断标准来诊断骨质疏松，但因其具有廉价、便携、容易操作、无放射等优点，更适合应用于各年龄人群骨骼状态的普查工作。骨定量超声可检测许多部位，可选择松质骨丰富的区域，如跟骨；也可选择皮质骨含量较高的部位，如胫骨中段；还可以选择皮质骨和松质骨呈一定比例的部位，如髌骨和指骨，目前最常见的测量部位是跟骨。跟骨的骨密度与股骨颈和腰椎的骨密度有很好的相关性，当发生骨质疏松时，松质骨比皮质骨更易丢失骨密度，跟骨区域超过90%由松质骨构成，因而使用该区域检查可以筛出早期骨质疏松的高危人群。骨超声检测的结果可以根据正常人群的参考值判断，也可以对自身双足检测结果进行对比。

①适用人群：a.儿童，特别是喜欢喝碳酸饮料的儿童；b.孕妇，可于妊娠期进行骨定量超声检测，以判断骨骼健康情况；c.其他人群，可选择性进行骨质疏松的初筛，若提示骨质疏松高风险者，推荐进一步行DXA检查以明确是否可以诊断骨质疏松症。

②注意事项：a.检查前将双脚洗干净；b.检查时安静坐稳，脚必须固定，不能晃动脚跟，皮肤溃烂者不宜行此检查；c.不建议双腿有骨折或双腿已行关节置换的人群进行该检查。

③优缺点：定量超声骨密度检测易操作、速度快、安全可靠（没有任何射线）适用于儿童、孕妇、老年人的骨密度检查，也可用于人群体检普查。在发达国家定量超声骨密度仪已被广泛应用于骨密度的普查。但是不同的QUS设备都是应用相同的超声原理，但在测量部位、测量参数、测量精度、准确性等方面都有所不同，各种设备间的数据无法进行比较与转换，因此QUS设备在临床上的应用尚需大临床研究支持。如针对不同年龄、不同性别、不同种族的人群进行QUS测量，建立特异性的参考数据库，并使该数据库适用于各种类型的设备等。

2.影像学检查　关注骨骼任何影像学的改变和疾病的关系。临床医师诊断和追踪疾病时，常常要应用影像学检查，而绝大多数的影像检查都同时包括了骨骼的影像信息。可惜的是，人们容易忽视合并存在的骨骼病变。如果能充分利用已有的资源，可以大幅度提高骨质疏松的诊断率。

以X线片检查为例，X线平片对骨密度变化的评价敏感度和精确度均不高，但可以通过X线片判断是否已经发生骨质疏松症。但这种方法受到X线照射条件、部位和人为判断等多重因素影响，导致的评价差异较大。骨矿物质减少在10%以内时，平片无异常发现；骨矿物质减少在20%以内时，也难以得出肯定诊断；只有在骨量减少超过30%，甚至达50%时才有异常表现。腰椎正、侧位片可以观察到骨质密度普遍降低、骨皮质变薄、骨小梁变细、变小。而椎体上的皮质骨亦变薄，松质骨结构不规则，其横行排列的骨小梁变粗，X线影像密度增高，显示出"栅栏样"改变。侧位上椎体上下缘因骨质丢失而变疏松，椎体的上下缘（面）向椎体内凹陷，即可见（双凹样）改变，椎体压缩性骨折处，可见楔形变，椎体前部分较扁，而椎体后部分仍为原状。股骨颈部正位片，大粗隆骨和粗隆间部处出现弓形交叉的网格状结构，极易发生骨折。股骨上端以松质骨为主，不受压力的骨小梁首先消失。

普通X线片仍是代谢性骨病最常用的影像诊断方法及治疗效果的评价手段。有些代谢性骨病，如巨人症、肢端肥大症、原发性甲旁亢、骨质软化症、佝偻病、氟骨症、某些体质性骨病等在X线片上具有特征性表现，X线片结合临床症状和体征往往能得出诊断。另外，许多病因不同，异常代谢过程相似的疾病往往出现相同的骨密度或骨形态变化，而同一疾病在不同的病理阶段又可能产生不同的X线影像表现。因此，同一X线平片的征象不一定与某一疾病对应。而可能对应于一组或几组疾病。此外，平片必须密切结合临床表现、各种生化或其他特殊检查，才能做出较正确的诊断。X线片没发现问题，不等于骨骼健康。本身不适应与骨质疏松症的早期诊断。

国际骨质疏松协会明确定义以下人群需要行椎体X线检查。

①70岁及以上的妇女和80岁及以上的男性，如果BMD T值≤–1.0（腰椎、全髋或股骨颈）。

②65—69岁的妇女和70—79岁的男性，如果BMD T值≤–1.5（腰椎、全髋或股骨颈）。

③绝经后妇女和50岁及以上的男性有下列危险因素（50岁及以上发生的脆性骨折、身高降低4cm及以上、预测身高降低2cm及以上、近期或长期的糖皮质激素应用）。

3. 实验室检查　血、尿常规；肝、肾功能、血糖；钙、磷、碱性磷酸酶、血清蛋白电泳；骨代谢激素包括甲状旁腺激素（PTH）、性腺激素、25-(OH)D、1,25-(OH)$_2$D$_3$、甲状腺功能、皮质醇等；以及血沉、血气、血尿轻链、自身抗体、肿瘤标志物测定。原发性的骨质疏松患者通常血钙、磷、碱性磷酸酶值在正常范围，当有骨折时，血碱性磷酸酶值水平有轻度升高。原发性骨质疏松患者的骨代谢激素（PTH和维生素D）无明显改变，测定PTH和维生素D的主要目的是排除继发性骨质疏松或其他代谢性骨病可能。性腺轴激素水平检测，有助于明确患者是否有性腺功能低减，血清 25-(OH)D 水平有助于判断患者是否存在维生素 D 不足或缺乏。血沉加快及自身抗体滴度增高，提示患者可能有风湿免疫疾病。血尿轻链单克隆升高，提示患者可能有多发性骨髓瘤，必要时应行骨髓穿刺或骨活检，以明确诊断。前列腺特异性抗原等肿瘤标志物检测，有助于排除患者是否有前列腺癌，是否存在肿瘤骨转移。血钙高、血磷低、甲状旁腺激素水平升高，考虑甲状旁腺功能亢进症的可能，应进一步行甲状旁腺超声、^{99m}Tc– 甲氧基异丁基异腈（^{99m}Tc-MIBI）显像等相关影像学检查。骨骼 X 线片检查、放射性核素骨显像、必要时行骨髓穿刺或骨活检，对于排除其他代谢性骨病和肿瘤相关性骨病也具有重要价值。

4. 骨代谢生化指标　测定骨代谢生化标志物是从血液、尿液中可检测出的骨代谢生化产物或相关激素，骨代谢生化标志物可反映骨代谢状态。近年来，骨代谢生化标志物的检测发展迅速，临床应用日益广泛。

根据病情监测、药物选择及疗效观察和鉴别诊断需要，有条件的单位应分别选择下列骨代谢和骨转换的指标（包括骨形成和骨吸收指标）。这类指标有助于骨转换的分型、骨丢失速率及骨折风险评估和干预措施的选择。

能反映骨代谢转换的指标统称为骨转换标志物。骨代谢标志物可大致分为一般生化标志物、骨代谢调控激素和骨转换标志物（bone turnover markers，BTMs）3 类。一般生化标志物主要是指血钙、血磷、尿钙和尿磷等；骨代谢调控激素主要包括维生素 D 及其代谢产物、甲状旁腺素（parathyroid hormone，PTH）和成纤维生长因子 23（亦称排磷因子或排磷素，fiberblast growth factor 23，FGF23）等；BTMs 则是指反映骨骼细胞活性与骨基质代谢水平的生化产物，通常分为骨形成标志物和骨吸收标志物两类，前者代表成骨细胞活性及骨形成状态，后者主要反映破骨细胞活性及骨吸收水平。

骨转换生化标记物就是骨组织本身的代谢（分解与合成）产物，简称骨标志物，分为骨形成标志物和骨吸收标志物。前者代表成骨细胞活动和骨形成时的骨代谢产物，后者代表破骨细胞活动和骨吸收时的代谢产物，特别是骨基质降解产物。这些指标的测定有助于判断骨转换的类型、骨丢失速率、骨折风险的评估、了解病情进展、干预措施的选择以及疗效监测等。

虽然骨代谢生化指标不能用于骨质疏松的诊断，但却能反映骨的代谢转换率，评价药物疗效，预测骨折和病情变化。随着增龄，骨代谢生化标志物与骨密度的相关性越来越明显。一般在绝经30年后，骨转换率对骨密度的贡献率达50%，骨转换率增加是预测骨折的主要指标。用骨代谢生化标志物来预测骨折风险时，不能用骨折后的测量值来判断，因骨折后的制动、骨痂形成和骨折部位的骨转换率增强等可干扰测量结果。

骨转化标志物（BTMs）虽然不能用于诊断骨质疏松症，但其测定的临床意义在于：①在未治疗的骨质疏松患者，可独立于骨密度预测骨折风险；②可预测未治疗患者骨丢失的速度；③在美国食品药品管理局（FDA）批准抗骨质疏松药物治疗后，治疗3～6个月复查可预测骨折风险的降低程度，预测骨密度增加的幅度；④骨质疏松治疗后，复查可预测患者的依从性和坚持用药的程度；⑤帮助决定药物治疗后的停药期及何时应该再开始治疗（该方面数据还较少）。

(1) 骨形成的标志物

①碱性磷酸酶在类骨形成及矿化中起重要作用，由血清碱性磷酸酶（ALP）和骨源性碱性磷酸酶（BALP）组成，总ALP是由肝脏、骨、肠、脾脏、肾脏、胎盘等各种组织中的若干个同工酶组成等。肝功能正常的成年人，血清总ALP活性约50%来自肝脏，50%来自骨组织。骨碱性磷酸酶的免疫测定，在骨代谢异常的疾病诊断中，敏感性强，临床运用广泛，BALP增高，表明成骨细胞活性增强。

②骨钙素（osteocalcin，OC）是由成骨细胞特异合成并分泌的非胶原蛋白，骨钙素大部分沉积于骨组织的细胞外基质中，部分进入血循环，它能维持骨正常矿化速率，直接反映成骨细胞活性。骨代谢越快，骨钙素水平越高。

③Ⅰ型前胶原C端前肽（PICP）和Ⅰ型前胶原N端前肽（PINP）：Ⅰ型前胶原分子由成骨细胞合成，在羧基末端和氨基末端存在附加肽段，这些多肽在代谢过程中被分解产生Ⅰ型前胶原氨基末端前肽（PINP）和羧基末端前端肽（PICP）。故检测PINP和PICP水平升高，可反映骨形成活跃，是反映骨形成的特异和敏感指标，目前临床上多采用放射免疫法和ELISA（酶联免疫吸附法）测定PINP水平。PINP是国际上首选推荐的骨形成标志物。

④骨保护素（osteoprotegerin，OPG）和细胞核因子κB受体活化因子的配体（RANKL），OPG是近几年较新的反映骨形成的标志物，其和细胞核因子κB受体活化因子（RANK），均由成骨细胞产生，是肿瘤坏死因子受体超家族成员。

OPG 能抑制破骨细胞形成和分化，增加骨密度。RANK 存在于破骨细胞和前破骨细胞表面，RANKL 是其唯一的配体，RANK 与 RANKL 相互结合诱使破骨细胞分化。因此 OPG 可反映骨代谢过程，OPG 值升高说明骨形成增加而骨破坏减少。

(2) 骨吸收的标志物

① 吡啶啉（Pyridinoline，PYD）/ 脱氧吡啶啉（Deoxypyridinoline，DPD）：PYD 和 DPD 是成熟的 Ⅰ 型胶原纤维分子构成胶原纤维之间的连接物。当破骨细胞活动时，PYD 和 DPD 作为 Ⅰ 型胶原纤维降解产物直接释放入血液循环中，而不被肝脏代谢直接从尿中排出。目前多用化学免疫发光法测定尿 PYD 和 DPD。只需留晨尿，避光保存。是一种较特异、敏感、无创的骨代谢生化指标，不受饮食干扰。

② 抗酒石酸酸性磷酸酶（Tartrate-resistant acid phosphatase，TRAP）：成熟的破骨细胞和有活性的巨噬细胞中富含 TRAP，当骨吸收时，破骨细胞活动致大量 TRAP 释放入血液中，因此 TRAP 水平反映破骨细胞活性和骨吸收状态。TRAP 以 TRAP5a 和 TRAP5b 两个亚型存在于血液循环中，TRAP5a 来源于炎性巨噬细胞，TRAP5b 主要来源于破骨细胞，骨质疏松或骨量减少者血清 TRAP5b 水平明显高于骨量正常者，与骨密度呈负相关，可反映骨吸收，可作为原发性骨质疏松症筛查、诊断、疗效判断的高特异性、敏感性指标。

③ Ⅰ 型胶原末端肽：Ⅰ 型胶原末端肽以氨基末端肽（NTX）和羧基末端肽（CTX）两种形式存在于血液中，可直接反映骨吸收的情况。NTX 和 CTX 在血液中和尿液中均可检出，而测 24 小时尿中 NTX 和 CTX 可不受生理节律的影响，受饮食的影响较小，敏感性高。目前多用 ELISA 法测定。近年来，β-CTX 在反映骨吸收情况越来越受重视，有研究显示髋关节骨折患者血清中 β-CTX 水平升高，因此对髋关节骨折风险有一定预测作用，首选推荐的骨破坏标志物。

④ 胰岛素样生长因子 -1（IGF-1）：IGF-1 是目前受关注较多的反映骨转移的生化指标，它不仅可促进成骨细胞的形成，亦可促进破骨细胞吸收，从而促进骨转换。IGF-1 的血清水平与骨含量有良好的相关性。但其作用机制及是否能应用于骨质疏松及骨量减少等疾病的诊断、治疗，亟待进一步研究。

⑤ 瘦素（Leptin，LP）：瘦素对骨代谢的调节主要通过外周和中枢两条通路。通过外周的直接调节，瘦素可直接作用于人骨髓基质细胞（hBMSG），hBMSG 可能是瘦素作用的靶细胞，促使其分化为成骨细胞，抑制其向脂肪细胞分化；LP

也可刺激骨髓中早期成骨细胞和破骨细胞产生 IGF-1，增强成骨；LP 还表达细胞核因子 κB 受体活化因子配体（RANKL）和骨保护素（OPG），通过 RANKL/RANK/OPG 系统抑制破骨细胞功能。通过中枢间接调节，有研究认为 LP 在中枢通过抑制下丘脑神经肽 Y（NPY）mRNA 的表达，使 NPY 的产生减少，并通过交感神经系统释放的介质作用，抑制骨形成。老年男性骨质疏松患者血清 LP 水平与其正位腰椎、股骨颈 BMD 呈正相关。

⑥血清组织蛋白酶 K（CathepsinK，CatK）：CatK 在骨代谢研究领域近年来备受关注。CatK 在破骨细胞中大量的选择性表达，是骨吸收过程中降解破骨细胞 I 型胶原蛋白最主要的蛋白水解酶。CatK 是反映骨吸收有价值的生化标志物，若 CatK 在破骨细胞中过度表达，则会导致骨质疏松；敲除 CatK 的小鼠会因骨吸收受阻而导致骨硬化症表现，人类 CatK 基因表达变异或缺陷会导致致密性成骨不全症（一种常染色体隐性遗传病）。

在以上诸多指标中，国际骨质疏松基金会（IOF）推荐 I 型原胶原 N- 端前肽（CINP）和血清 I 型胶原 C 末端肽（S-CTX）是敏感性相对较好的骨转换生化标志物。

六、骨质疏松症的诊断方法

1. 病史诊断

(1) 病史要点：包括饮食习惯、烟酒嗜好、生活环境。

幼小儿童要计算骨龄和评价发育。特别了解有无骨痛、骨畸形和活动受限；有无手足搐搦、精神失常或失眠；有无多尿、口渴、夜尿增多、尿痛、血尿、腰痛等。体重有无改变及变化的特点。例如，在临床上，医师很难对主诉为下背痛的患者作出明确的病因诊断，既往也提出过不少的鉴别诊断方法和鉴别指南，虽然都可应用，但实用价值如何，有待进一步验证。但目前避免漏诊、误诊和提高早期确诊率的关键仍在详尽的病史询问和细致的体格检查，这是最可靠、最基础和最经济的诊断方法。对女性来说，要查明月经初潮年龄，行经期、月经周期和量，绝经年龄和已绝经时间。了解生育情况，有无流产、早产，并记录生育情况，妊娠次数及产次等。过早绝经者，多产妇、无产妇及月经稀少者均为骨质疏松的高危人群。在既往史中，要注意了解有无长期消化道症状，如腹泻、便秘、食欲不振、偏食；有无精神失常、不能行走或负重、身材变短、自发性骨折或反复骨折史。既往 X 线检查是否发现过肾结石、异位钙化灶，是否有长期卧床史等。对有手足搐搦，肝、胆、肠重大手术史者要详细了解其原因和后遗症等。要特别注意询问有无甲亢、肢端肥大症、糖尿病、肾上腺疾病、性腺疾病及其他长期、重大、慢性疾病等病史。

(2) 遗传病史及家族史：许多代谢性骨病为遗传性疾病，因而要仔细询问家族一级亲属中及相关成员中的类似疾病史，尤其要查询有无骨折、骨痛、早年驼背或其他骨骼畸形等病史。遗传学家系调查是诊断遗传性代谢性骨病或体质性骨病的基本依据，必须详尽、准确。

2. **症状诊断**

(1) 消瘦：引起消瘦的常见代谢性骨病和内分泌疾病主要有甲状腺功能亢进症，1 型与 2 型糖尿病（体重减轻较快）、肾上腺皮质功能减低症、Sheehan 病、嗜铬细胞瘤、内分泌腺的恶性肿瘤、神经性厌食、胰性霍乱（血管活性肠肽瘤）等。不论是何种原因所致的消瘦或营养不良症均伴有骨量下降和峰值骨量（PBM）减少，至成年与老年期后易发生骨质疏松性骨折。

(2) 性腺功能减退：任何原因引起的性腺功能减退都伴有程度不等的骨密度降低。雄激素合成或分泌减少，则可使毛发脱落（包括性毛、非性毛和两性毛）。各种原因引起的睾丸功能减低症和（或）肾上腺皮质和卵巢功能减低症等。由于性激素与骨代谢的关系十分密切，所以凡遇有毛发脱落的患者均要想到继发性代谢性骨病可能。

(3) 骨痛与自发性骨折：骨痛为骨质疏松的常见症状。在骨质疏松症中以女性绝经后骨质疏松最为常见，严重者常发生自发性骨折，或轻微外伤即引起骨折。骨折后由于局部出血水肿压迫神经或神经受牵扯和局部肌肉痉挛可引起局部疼痛，但没有骨折的骨质疏松症患者也可有骨骼疼痛，可能与骨小梁断裂有关。但个人对疼痛的敏感性不同，故疼痛的程度个体间有很大差异。除女性绝经后骨质疏松外，其他类型的骨质疏松症和大部分骨退行性变、骨肿瘤、骨骼的病理性骨折等均可出现类似的骨痛、自发性骨折，或轻微撞伤、跌倒后的骨折。

3. **查体诊断**

(1) 一般检查：① 身高，主要包括年龄与身高的比例、上部量和下部量比例、臂长与身高比例等，并测量身长、臂长和坐高。先天性骨发育障碍、软骨发育不良症、遗传性代谢性骨病患者常出现身体上、下部量比例失调，矮小和各种畸形。②发育，要重点检查骨的发育情况，有无骨发育缺陷、畸形，有无特殊体型、特殊面容，有无指甲脆裂、眉毛脱落和皮肤异常等。③步态与体位，检查患者有无被动或强迫体位，有无特殊步态，有无跛行、行走时身体摇摆等体征。

(2) 运动系统查体：骨骼体格检查应按要求的步骤，对骨骼系统进行既全面又有重点的检查。诊查时要特别注意三点，即充分暴露检查部位；左右或上下进行对比；检查内容应包括形态、功能、疼痛及其他检查。

①头部检查：检查有无头颅畸形，有无囟门延迟、头后枕部毛发脱落及口腔牙齿、牙龈情况，重点检查有无蓝色巩膜、白内障、视盘水肿、假性脑瘤表现，有无突眼、复试、眼肌瘫痪等。

②脊柱检查：首先从整体观察脊柱的生理弯曲和生理弧度是否有异常，检查棘突是否在同一直线上，两侧肩胛下角连线与两侧髂嵴连线是否平行，两侧肩胛中线是否对称，骶骨中线是否在枕骨结节与地面的垂直线上。如发现有脊柱侧弯，应了解哪一部分为原发性侧弯（通常为侧凸最大部分）。检查脊柱疼痛时，应确定肩胛的压痛点，如无固定的压痛点，要同时检查脊柱两侧的腰大肌和肾区压痛点。

③颈部检查：首先要注意观察颜面、头部的发育和对称性，注意有无颈椎前凸消失，后凸畸形，有无短颈或颈蹼等，颈椎的向前、向后和左右活动是否受限。短颈患者提示颅底凹陷症、颈椎畸形、先天性颈椎发育障碍、Turner综合征或假性甲旁减可能。斜颈多见于胸锁乳突肌挛缩或严重的颈椎病。

④胸椎检查：首先观察有无侧弯、后凸及畸形。由于胸椎的活动度很小，一般检查难以发现异常，必要时可用棘突间的宽度来判断。检查胸椎压痛时，先令患者双手抱肩，使两侧的肩胛骨尽量分开，然后再由上至下逐个检查棘突。怀疑胸椎活动受限时，可进行拾物试验。如患者不能伸膝弯腰，而只能取蹲位拾物时即为阳性。

⑤腰椎与腰骶椎检查：重点观察有无脊柱侧弯，腰前凸是否加大、变平或出现后凸。分别采取走、立、坐、卧位时，有无姿势改变。检查整个腰骶段有无包块、窦道、脓肿、压痛点及畸形。必要时还应检查椎旁、腰大肌、髂窝、腹股沟内侧等部位。

⑥髋关节检查：通过姿势和步态了解有无畸形。例如，先天性髋关节脱位者的臀部后凸，行走时呈鸭步；股骨颈骨折者的患肢外旋。发现腹股沟中点或

臀部压痛常提示存在髋关节病变,髋关节旋转时出现疼痛常表示关节或周围有病变。

4.影像诊断

(1)X线检查:一般示普遍性骨质吸收、脱钙、骨质稀疏。在X线片上,其基本改变是骨小梁数目减少、变细和骨皮质变薄。常为全身性,以胸腰椎、扁骨、锁骨、掌骨和肋骨最显著。纤细的骨小梁清晰可见,这与骨质软化所致的粗糙而模糊的骨小梁形态截然不同。骨小梁被吸收后,由于被纤维组织代替,并有不规则新骨形成亦可导致骨小梁粗糙呈网状结构。颅骨变薄,出现多发性斑点状透亮区,毛玻璃样或颗粒状,少数见局限性透亮区,可呈虫蚀样骨质吸收。鞍背和鞍底变薄,颌骨牙硬板致密线的密度下降或消失,脊柱的椎体骨密度降低,出现双凹变形,椎间隙增宽,椎体前缘扁平,易发生楔形骨折。四肢长骨的生长障碍线明显。

(2)定量CT:可测定任一部位的皮质骨和松质骨,得到三维空间下的容积密度(g/cm^3)。并能得到皮质骨和松质骨的骨量比,QCT主要用于椎骨密度测定。由于松质骨的代谢率快,是OP发生的最早部位之一。此外,高分辨QCT还可测量骨结构,得到三维空间下的骨微结构图像,并明确区分骨质丢失是在骨皮质、骨松质或两者都存在。

近20年来,CT已在临床放射学领域得到广泛应用,其对骨密度的测量是在临床CT基础上加QCT专用体模和分析软件对人体的骨密度进行测量的方法,其反映的是三维结构骨密度(vBMD,单位mg/cm^3)。测量部位以腰椎为主,也可以测量髋关节和其他部位。一次扫描即可完成,不需接受额外的辐射。外周定量QCT(pQCT)是一种专门用于四肢(桡骨或胫骨远端)的QCT骨密度测量方法,只能做前臂和小腿的QCT骨密度测量。QCT测量的缺点是辐射剂量大,价格昂贵,一般只用于科研工作中。

国际临床骨密度学会(ISCD)2007年及美国放射学院(ACR)2013年,建议腰椎QCT骨质疏松诊断标准,详细内容见本章"五、骨质疏松症诊断、鉴别诊断相关的辅助检查"。

(3)定量磁共振:定量磁共振(quantitative MR,QMR)是一种很有发展潜力的测量技术,已有一些学者采用定量磁共振来测量骨密度,其独特优点是能得到骨结构的信息。QMR和磁共振显微镜(magnetic resonance microscopy)可用于骨小梁结构的分析，评价骨的力学性能，尤其是可了解骨的脆性。

(4) 定量超声：定量超声（quantitative ultrasound，QUS）是应用声能的穿透性来探测信号，故不属于放射学技术。超声在骨组织中的传导速度和衰减度可反映骨密度和骨结构。由于骨组织中的声速受到骨小梁方向的影响，因此声速既可反映骨密度，也可反映骨的弹性。这对骨折的预测很有价值。一般定量超声的精确度为 2% ～ 4%。本法的优点是操作简单，无辐射性，与 DXA 和 QCT 的测量结果有良好的相关性，准确可信。缺点是其准确性还有待提高。

该方法对骨质疏松的诊断也有参考价值，在预测骨折的危险性时有类似于 DXA 的效果，且经济、方便。但仅应用于周围肢体骨，如跟骨超声及其他四肢骨骨密度测量，适用于体检筛查，尤其适用于孕妇和儿童。目前尚无统一的诊断标准。

(5) 中子激发分析（NAA）：NAA 是用中子放射源照射人体或人体的某一局部，测量因钙而衰竭的 γ 射线，测得人体的总钙量。因人体 99% 以上的钙集中在骨骼，故可测得全身骨骼的钙量。本法的精确性误差为 3% ～ 5%，准确性误差为 1% ～ 5%。

(6) 骨 SPECT 定量（QBS）：骨 SPECT 定量分析（quantitative bone SPECT）可对全身骨量进行定量分析，用 ^{99m}Tc（锝）标记的亚甲基（methylene diphosphate，MDP）显像，还可了解骨的代谢转换率。动态观察骨的转换率变化。

(7) 单光子骨矿物含量或骨密度测定仪（SPA）或单能 X 线骨矿物含量或骨密度测定仪（SXA）：SPA 是应用放射性同位素发生的 γ 射线作为光源，SXA 是以 X 线作为光源，测定周围肢体如桡尺骨远端、跟骨。骨矿含量是指羟基磷灰石的含量，骨密度或骨矿密度是指羟基磷灰石的密度，单位为 g/cm^3（BMC）和 g/cm^2（BMD）。这两种检测方法优点是准确性高，经济方便，照射时间短。缺点是不能检测中轴骨部位的骨密度，临床应用少。

(8) 三维外周定量 CT、磁共振骨质量检查：目前可用于对骨质量的检查诊断，但至今未形成统一标准，有待研究。

5. 实验室测定　在没有合并其他疾病的情况下，原发性骨质疏松中通常检测的血尿参数都在正常范围。因此实验室检查重要性在于发现继发性骨质疏松（见下表）。因此，诊断和诊断后应定期行下列基本实验室筛查试验，包括红细胞沉降率、全血细胞计数、血清钙和磷、碱性磷酸酶、血尿葡萄糖、血清转氨酶和 GGT、血清肌酐等，当有合适指征时，应完善甲功能谱、雌激素和睾酮水平、维生素 D 代谢物、甲状旁腺素、蛋白电泳和免疫固定电泳。应当注意骨质疏松20% 的女性和高达 64% 的男性同时有其他与骨质疏松相关的疾病，因此上述检查很重要。

评估继发性骨质疏松的实验室检查

基本检查	疾　病	需包括的附加检查
全血细胞计数	吸收不良 多发性骨髓瘤 白血病 骨转移	PTH、维生素 D、血钙、铁蛋白、维生素 B_{12} 骨骼活检、血尿蛋白电泳 血涂片 PSA、CA153、CEA
甲功能谱	甲状腺功能亢进症	
血尿葡萄糖	糖尿病	口服葡萄糖耐量实验
血皮质醇	库欣综合征 艾迪森病	ACTH、地塞米松抑制试验 ACTH
HIV 抗体	AIDS	感染诊断
HLA-B27	强直性脊柱炎	CRP
血睾酮	性腺功能减退	SHBG、LH、FSH、泌乳素
血钙	甲状旁腺功能亢进症 吸收不良 克罗恩病 骨软化症	PTH 全血细胞计数 PTH、维生素 D PTH、维生素 D、碱性磷酸酶
碱性磷酸酶	慢性肾衰竭 骨软化症	PTH、血清钙、磷 PTH、维生素 D、血清钙
蛋白电泳	多发性骨髓瘤	全血细胞计数、骨髓活检
肝酶	血色病 酒精性肝病 原发性胆管硬化	铁、铁蛋白 自身免疫性抗体
肌酐	慢性肾衰竭	PTH、血清钙、磷
24h 尿组胺	肥大细胞增多症	骨髓活检

七、骨质疏松症的诊断与展望

当前，骨质疏松症诊断的主要依据是骨密度测量值，然而骨密度测量可受多种因素的影响，除被测对象定位、测量技术、分析线标定等因素影响骨密度外，退变骨增生硬化，主动脉钙化重叠和微骨折愈合瘢痕等可提高骨密度测量值，出现假性骨密度增高，在老年人腰椎前后位骨密度测量时常可遇见。

此外，骨密度在评估骨折风险中的意义也是有限的，通常认为骨密度反映70%的骨强度。临床上经常可遇见骨密度值低者并不发生骨折，而骨密度值不低或高者却发生了骨折，骨密度值和骨折的发生不完全吻合。

因此，骨质量因素在骨质疏松症诊断中的重要性已得到专家们的普遍重视。骨质量与骨强度和抗骨折性能密切相关，主要包含骨材料、骨微结构、构型、力学特性和基质矿化程度等因素。对骨质量的评估技术研究是近年来十分重视的项目，应用高分辨力 CT 和三维重建技术检测骨质量的高精技术仪器已得到很快发展，如 vQCT、pQCT 已在临床应用，提高了评估骨质量、骨强度和预测骨折风险的水平。Micro-CT、Micro-MRI 技术的发展可在三维图像水平上对小梁微结构作形态计量分析，为评估骨微结构、骨强度和骨折风险性预测等方面提供更多的信息，目前尚在实验研究中。这些新技术的应用兼容骨质量和骨密度因素，对更准确地诊断骨质疏松症将会起到明显的推动作用。

骨质疏松症是一种慢性进行性全身性骨骼疾病，其特点是低骨量、骨质量差和易发生骨折，近年来在代谢性骨病，尤其是骨质疏松的诊断方面有了很大进步。新的实验技术和特殊检查为骨质疏松的临床早期诊断和病因鉴别提供了较特异而敏感的依据。骨质疏松诊断的基础和关键首先是要收集完整而有价值的病史资料，通过体格检查发现阳性体征并确定有意义的阴性体征。如诊断仍有困难，应根据需要和可能，选择必要的实验室检查或特殊检查，以便早期明确诊断。

（于　清　吕文山　韩红梅　刘　渤）

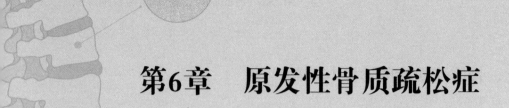

第6章 原发性骨质疏松症

一、定义

骨质疏松症是一种以骨量低下、骨微结构破坏、导致骨脆性增加、易发生骨折为特征的全身性骨病。骨质疏松症可发于不同性别和年龄，但多见于绝经后妇女和老年男性。骨质疏松症分为原发性和继发性两大类。其中，原发性骨质疏松症最为常见，本章主要介绍原发性骨质疏松症。

原发性骨质疏松症是一种由机体各系统的功能逐渐衰退，内分泌系统的改变，活动量减少，胃肠吸收功能下降等多病因引发的因骨量低下、骨微结构破坏，导致骨脆性增加、易发生骨折为特征的全身性骨病，原发性骨质疏松症又分为绝经后骨质疏松症（Ⅰ型）、老年骨质疏松症（Ⅱ型）和特发性骨质疏松（包括青少年型）3 类。绝经后骨质疏松症一般发生在妇女绝经后 5 ~ 10 年内，特征是软骨密度降低和易发生脊柱骨折；老年骨质疏松症一般指老年人 70 岁后发生的骨质疏松，特征是软骨和皮质骨的密度均降低，以及易发生股骨颈的骨折；而特发性骨质疏松主要发生在青少年，病因尚不明确。

二、病因和发病机制

绝经后骨质疏松症主要是由于绝经后雌激素水平降低，雌激素对破骨细胞抑制作用减弱，破骨细胞数量增加、凋亡减少、寿命延长，导致其骨吸收功能增强。尽管成骨细胞介导的骨形成亦有增加，但不足以代偿过度骨吸收，骨重建活跃和失衡致使骨小梁变细或断裂，皮质骨孔隙度增加，导致骨强度下降。雌激素减少降低骨骼对力学刺激的敏感性，使骨骼呈现类似于失用性骨丢失的病理改变。

老年性骨质疏松症一方面由于增龄造成骨重建失衡，骨吸收 / 骨形成比值升高，导致进行性骨丢失；另一方面，增龄和雌激素缺乏使免疫系统持续低度活化，处于促炎性反应状态。炎性反应介质肿瘤坏死因子 α、白介素（IL-1、IL-6、IL-7、IL-17）及前列腺素 E_2 均诱导 M-CSF 和 RANKL 的表达，刺激破骨细胞，并抑制成骨细胞，造成骨量减少。雌激素和雄激素在体内均具有对抗氧化应激的作用，老年人性激素结合球蛋白持续增加，使睾酮和雌二醇的生物利用度下降，体内活性氧堆积，促使间充质干细胞、成骨细胞和骨细胞凋亡，使骨形成减少。老年人常见维生素 D 缺乏及慢性负钙平衡，导致继发性甲状旁腺功能亢进。年龄相关的肾上腺源性雄激素生成减少、生长激素 – 胰岛素样生长因子轴功能下降、肌少症和体力活动减少造成骨骼负荷减少，也会使骨吸收增加。此外，随增龄和生活方式相关疾病引起的氧化应激及糖基化增加，使骨基质中胶原分子发生非酶促交联，也会导致骨强度降低。

骨质疏松症及其骨折发生是遗传因素和非遗传因素交互作用的结果。遗传因素主要影响骨骼大小、骨量、结构、微结构和内部特性。峰值骨量的 60% ~ 80% 由遗传因素决定，多种基因的遗传变异被证实与骨量调节相关。非遗传因素主要包括环境因素、生活方式、疾病、药物、跌倒等。骨质疏松症是由多种基因 – 环境因素等微小作用积累的共同结果。

三、病理改变

正常成年人髂嵴活检的骨小梁标本中的骨松质含量是 20% ~ 25%。当这一成分低于 16% 时，发生了小梁的稀疏。也可评估其他的组织学指标：骨皮质厚度和多孔度，小梁网的打断，小梁宽度，类骨质的质量和分布（矿化的程度），脂肪细胞的质量和分布（在骨内膜区域萎缩），实质元素的改变（炎性反应），造血细胞系的质量和成熟程度，异常或恶性细胞的存在。当小梁被脂肪细胞或是脂肪组织层环绕的时候，骨单位的重建减低，骨缝缺失（骨活检）。这个脂肪细胞的特殊排列方式是初始骨质疏松的标志，在许多活检中看到的"低转换"型。最近的研究表明，脂肪细胞和成骨细胞活性之间的确存在着联系。

四、临床表现

原发性骨质疏松症初期通常没有明显的临床表现，因而被称为"寂静的疾病"或"静悄悄的流行病"。但随着病情进展，骨量不断丢失，骨微结构破坏，患者会出现骨痛，脊柱变形，甚至造成骨质疏松性骨折等后果。部分患者可没有临床症状，仅在发生骨质疏松性骨折等严重并发症后才被诊断为骨质疏松症。

1. 疼痛　可出现腰背部疼痛或全身疼痛。疼痛通常在翻身时、起坐时及长时间行走后出现，夜间或负重活动时疼痛加重，并可能伴有肌肉痉挛，甚至活动受限。

2. 脊柱变形　严重骨质疏松症患者，因椎体压缩性骨折，可出现身高变矮或驼背等脊柱畸形。多发性胸椎压缩性骨折可导致胸廓畸形，甚至影响心肺功能；严重腰椎压缩性骨折可能会导致腹部脏器功能异常，引起便秘、腹痛、腹胀、食欲减低等不适。

3. 骨折　骨质疏松性骨折属于脆性骨折，通常指在日常生活中受到轻微外力时发生的骨折，骨折发生的常见部位为椎体（胸、腰椎），髋部（股骨近端），前臂远端和肱骨近端；其他部位如肋骨、跖骨、腓骨、骨盆等部位亦可发生骨折。骨质疏松性骨折发生后，再骨折的风险显著增加。

4. 对心理状态及生活质量的影响　主要心理异常包括恐惧、焦虑、抑郁、自信心丧失等。老年患者自主生活能力下降，以及骨折后缺少与外界接触和交流，均会给患者造成巨大的心理负担。应重视和关注骨质疏松患者的心理异常，并给予必要的治疗。

五、辅助检查

（一）关于骨密度测定

骨密度及骨测量的方法较多，不同的方法在骨质疏松症的诊断、疗效的监测、骨折危险性的评估作用也有所不同。它作为诊断骨质疏松、预测骨质疏松骨折风险、检测自热病程及判断药物疗效的定量指标。骨密度测量技术主要是利用 X 线通过不同介质衰减的原理，对人体骨矿含量、骨密度进行无创性测量方法。医生在临床工作中应用的有双能 X 线吸收测定法（DXA）、定量计算机断层照相术（QCT）、外周双能 X 线吸收测定法（pDXA）、X 线摄像定量超声（QUS）以及外周 X 线摄像定量超声（pQUS）。前两种测定的是中轴骨骨量，其余均为外周骨测量方法。跟骨超声及其他四肢骨骨密度测量适用于体检筛查。

1. 双能 X 线吸收测定法（DXA） DXA 测定法是目前公认的骨质疏松症诊断的金标准。其中 T 值的参考值范围应以国家健康和营养调查（National Health and Nutrition Examination Survey，NHANES）Ⅲ 为基础。一般东方人群的骨密度低于西方人群，但在用身高和骨面积校正后，两类人群的骨密度几乎相同。DXA 主要测量的部位为正位腰椎左右两侧股骨近端（髋部），有特殊需求的患者还可以对腕部、前臂、跟骨，甚至全身进行测定。具体介绍可参考第 5 章的相关内容。

2. 定量 CT 骨密度测量（QCT） 定量 CT 骨密度测量是在临床 CT 基础上加专用体模和分析软件对人体的骨密度进行测量的方法。QCT 测量的骨密度是真正的体积骨密度（vBMD，单位 mg/cm^3），其测量结果不受测量感兴趣区周围组织影响，不受骨骼大小的影响，不受腹主动脉钙化和椎体退变的影响。QCT 比 DXA 更能准确地反映骨密度，是目前唯一可以分别测量松质骨和皮质骨密度的方法，为骨质疏松的早期诊断、致骨质疏松不同病因的分析和检测疗效提供了新途径，其次在测量骨密度的同时，QCT 可以观测骨的微结构如骨小梁厚度，了解所测区域骨的几何形态特征，对骨强度的预测更有价值。具体介绍可参考第 5 章的相关内容。

QCT 测定的是骨骼横断面的图像，可以把骨皮质和骨松质分开测量，因此可以测定松质骨骨密度，如椎体松质骨密度，更能灵敏反映生物早期骨量丢失和给予治疗后的骨量变化。此外，可根据受检者的具体情况在一次检测时同时完成腰椎 BMD 测量，有无椎体压缩性骨折以及腰椎间盘、椎体、附件骨关节结构和胸、腰椎椎体形态等方面的评估，在测量骨密度的同时，可提供骨几何形态学参数。局限性：辐射剂量比 DXA 高；价格较贵。

3. 骨定量超声检测（QUS） 超声骨密度检测是一种无辐射的骨矿含量测量的方法。骨超声传导速度主要与骨的弹性、微结构和密度有关；超声振幅衰减主要受骨密度及骨的微细结构，即骨小梁数目、小梁间连接关系、小梁外隔距离及走向的影响。其适用人群注意事项及优缺点等相关介绍可参考第 5 章的相关内容。

4. 测量骨密度的临床指征 符合以下任何一条建议行骨密度测定。

(1) 女性 65 岁以上和男性 70 岁以上，无论是否有其他骨质疏松危险因素。

(2) 女性 65 岁以下和男性 70 岁以下，有一个或多个骨质疏松危险因素。

(3) 有脆性骨折史和（或）脆性骨折家族史的男、女成年人。

(4) 各种原因引起的性激素水平低下的男、女成年人。

(5) X 线摄片已有骨质疏松改变者。

(6) 接受骨质疏松治疗、进行疗效监测者。

(7) 有影响骨代谢疾病或使用影响骨代谢药物史。

(8) IOF 1min 测试题回答结果阳性者。

(9) OSTA 结果 ≤ -1。

（二）影像学改变与疾病的关系

临床医师诊断和追踪疾病时，常常要应用影像检查，而绝大多数的影像检查都同时包括了骨骼的影像信息；可惜的是，人们容易忽视合并存在的骨骼病变。如果能充分利用已有的资源，可以大幅度提高骨质疏松的诊断率。

以 X 线摄片检查为例，X 线摄片对骨密度变化的评价敏感度和精确度均不高，当可以通过 X 线片判断是否已经发生了骨质疏松症，但这种方法收到 X 线照射条件、部位和人为判断的多重因素影响，导致的评价差异较大。骨矿物质减少在 10% 以内时，平片无异常发现；骨矿物质减少在 20% 以内时，也难以得出肯定诊断；只有在骨量减少超过 30%，甚至达 50% 时才有异常表现。腰椎正、侧位片可以观察到骨质密度普遍降低、骨皮质变薄、骨小梁变细、变小。而椎体上的皮质骨亦变薄，骨松质骨结构呈不规则，其横行排列的骨小梁变粗，X 线影像变密度增高，显示出"栅栏样"改变。侧位上椎体上下缘因骨质丢失而变疏松，椎体的上下缘（面）向椎体内凹陷，即可见（双凹样）改变，椎体压缩性骨折处，可见楔形变，椎体前部分较扁，而椎体后部分仍为原状。股骨颈部正位片，大粗隆骨和粗隆间部处出现弓形交叉的网格状结构，极易发生骨折。股骨上端以松质骨为主，不受压力的骨小梁首先消失。

普通 X 线摄片仍是代谢性骨病最常用的影像诊断方法及治疗效果的评价手段。有些代谢性骨病，如巨人症、肢端肥大症、原发性甲旁亢、骨质软化症、佝偻病、氟骨症、某些体质性骨病等在 X 线片上具有特征性表现，平片结合临床症状和体征往往能作出诊断。另外，许多病因不同，异常代谢过程相似的疾病往往出现相同的骨密度或骨形态变化，而同一疾病在不同的病理阶段又可能产生不同的 X 线影像表现。因此，同一 X 线摄片的征象不一定与某一疾病对应。而可能对应于一组或几组疾病。此外，摄片必须密切结合临床表现、各种生化或其他特殊检查，才能作出较正确的诊断。X 线摄片没发现问题，不等于骨骼健康。本身不适应与骨质疏松症的早期诊断。

（三）骨转换生化标记物

骨转换生化标记物就是骨组织本身的代谢（分解与合成）产物，简称骨标志物，分为骨形成标志物和骨吸收标志物。前者代表成骨细胞活动和骨形成时的骨代谢产物，后者代表破骨细胞活动和骨吸收时的代谢产物，特别是骨基质降解产物。这些指标的测定有助于判断骨转换的类型、骨丢失速率、骨折风险的评估、了解病情进展、干预措施的选择以及疗效监测等。

虽然骨代谢生化指标不能用于骨质疏松的诊断，但却能反映骨的代谢转换率，评价药物疗效，预测骨折和病情变化。随着增龄，骨代谢生化标志物与骨密度的相关性越来越明显。一般在绝经 30 年后，骨转换率对骨密度的贡献率达 50%，骨转换率增加是预测骨折的主要指标。用骨代谢生化标志物来预测骨折风险时，不能用骨折后的测量值来判断，因骨折后的制动、骨痂形成和骨折部位的骨转换率增强等可干扰测量结果。

1. 骨形成的标志物　包括血清碱性磷酸酶（ALP）、骨钙素（OC）、骨源性碱性磷酸酶（BALP）、Ⅰ型前胶原 C 端前肽（PICP）、Ⅰ型前胶原 N 端前肽（PINP）。

2. 骨吸收的标志物　包括空腹 2 小时尿钙 / 肌酐比值、血清抗酒石酸酸性磷酸酶（TPACP）、Ⅰ型胶原 C 末端肽（S-CTX）、尿吡啶啉（Pyr）、尿脱氧吡啶啉（D-Pyr）、尿Ⅰ型胶原交联 C 末端肽（U-CTX）、尿Ⅰ型胶原交联 N 末端肽 N 端肽（U-NTX）。

在以上诸多指标中，国际骨质疏松基金会（IOF）推荐Ⅰ型前胶原 N 端前肽（PINP）和血清Ⅰ型胶原 C 末端肽（S-CTX）是敏感性相对较好的骨转换生化标志物。

六、诊断标准

骨质疏松症的诊断主要基于 DXA 骨密度测量结果和（或）脆性骨折。

1. **基于脆性骨折的诊断标准**　脆性骨折是指受到轻微创伤或日常活动中即发生的骨折。如髋部或椎体发生脆性骨折，不依赖于骨密度测定，临床上即可诊断骨质疏松症。而在肱骨近端、骨盆或前臂远端发生的脆性骨折，即使骨密度测定显示低骨量（$-2.5 <$ T 值 < -1.0），也可诊断骨质疏松症。

2. **基于骨密度测定的诊断标准**　骨质疏松性骨折的发生与骨强度的下降有关，而骨强度是由骨密度及骨质量所决定。骨密度约反映 70% 的骨强度，若骨密度低同时伴有其他危险因素会增加骨折的危险性。

因目前尚缺乏较为理想的骨强度直接测量或评估方法，临床上采用骨密度（BMD）测量和骨矿含量测定作为诊断骨质疏松、预测骨质疏松性骨折风险、监测自然病程及评价药物干预疗效的最佳定量标准。

骨密度（BMD）是指单位体积（体积密度）或单位面积（面积密度）的骨量，通过无创技术对活体进行测量。国际骨质疏松联盟（IOF）建议采用双能 X 线骨吸收测量仪（DXA）测得的骨密度作为诊断标准，DXA 测量值是目前公认的骨质疏松症诊断的金标准。对于绝经后女性、50 岁及以上男性，建议参照 WHO 推荐的诊断标准，基于 DXA 测量结果（见下表）：骨密度值低于同性别、同种族健康成人的骨峰值 1 个标准差及以内属正常；降低 1 ～ 2.5 个标准差为骨量低下（或低骨量）；降低等于和超过 2.5 个标准差为骨质疏松；骨密度降低程度符合骨质疏松诊断标准，同时伴有一处或多处脆性骨折为严重骨质疏松。骨密度通常用 T 值（T–Score）表示，T 值 =（实测值 – 同种族同性别正常青年人峰值骨密度）/ 同种族同性别正常青年人峰值骨密度的标准差。基于 DXA 测量的中轴骨（$L_1 \sim L_4$、股骨颈或全髋）骨密度或桡骨远端 1/3 骨密度对骨质疏松症的诊断标准是 T 值 $\leqslant -2.5$。

对于儿童、绝经前女性和 50 岁以下男性，其骨密度水平的判断建议用同种族的 Z 值表示，Z 值 =（骨密度测量值 – 同种族同性别同龄人骨密度均值）/ 同种族同性别同龄人骨密度标准差。将 Z 值 $\leqslant -2.0$ 视为"低于同年龄段预期范围"或低骨量。

骨密度对骨质疏松症的诊断标准

分　类	T 值
正常	T 值≥ -1.0
低骨量	-2.5 ＜ T 值＜ -1.0
骨质疏松	T 值≤ -2.5
严重骨质疏松	T 值≤ -2.5+ 脆性骨折

七、鉴别诊断及实验室检查

1. 鉴别诊断　骨质疏松症可由多种病因所致。在诊断原发性骨质疏松症之前，一定要重视和排除其他影响骨代谢的疾病，以免发生漏诊或误诊。需详细了解病史，评价可能导致骨质疏松症的各种病因、危险因素及药物，特别强调部分导致继发性骨质疏松症的疾病可能缺少特异的症状和体征，有赖于进一步辅助检查。需要鉴别的病因主要包括影响骨代谢的内分泌疾病（甲状旁腺疾病、性腺疾病、肾上腺疾病和甲状腺疾病等）、类风湿关节炎等免疫性疾病、影响钙和维生素 D 吸收及代谢的消化系统与肾脏疾病、神经肌肉疾病、多发性骨髓瘤等恶性疾病、多种先天和获得性骨代谢异常疾病，以及长期服用糖皮质激素或其他影响骨代谢药物等。

2. 基本检查项目　对已诊断和临床怀疑骨质疏松症的患者至少应做以下几方面。

(1) 基本实验室检查：血常规，尿常规，肝肾功能，血钙、磷和碱性磷酸酶水平，血清蛋白电泳，尿钙、钠、肌酐和骨转换标志物等。

原发性骨质疏松症患者通常血钙、磷和碱性磷酸酶值在正常范围，当有骨折时血碱性磷酸酶水平可有轻度升高。如以上检查发现异常，需要进一步检查，或转至相关专科做进一步鉴别诊断。

(2) 骨骼 X 线影像：虽可根据常规 X 线影像骨结构稀疏评估骨质疏松，但 X 线影像显示骨质疏松时其骨质已丢失达 30% 以上。胸腰椎侧位 X 线影像可作为骨质疏松椎体压缩性骨折及其程度判定的首选方法。另外，X 线影像显示的骨质密度受投照条件和阅片者主观等因素的影响，且不易量化评估，故 X 线影像不用于骨质疏松症的早期诊断。但根据临床症状和体征选择性进行相关部位的骨骼 X 线影像检查，可反映骨骼病理变化，为骨质疏松症的诊断和鉴别诊断提供依据。

(3) 酌情检查项目：为进一步鉴别诊断的需要，可酌情选择性进行一下检查，如血沉、C 反应蛋白、性腺激素、血清泌乳素、25–(OH)D、甲状旁腺激素、甲状腺功能、尿游离皮质醇或小剂量地塞米松抑制试验、血气分析、尿本周蛋白、血尿轻链，甚至放射性核素骨扫描、骨髓穿刺或骨活检等检查。

八、原发性骨质疏松症的防治

骨骼强壮是维持人体健康的关键，骨质疏松症的防治应贯穿于生命全过程，骨质疏松性骨折会增加致残率或致死率，因此骨质疏松症的预防与治疗同等重要。骨质疏松症的主要防治目标包括改善骨骼生长发育，促进成年期达到理想的峰值骨量；维持骨量和骨质量，预防增龄性骨丢失；避免跌倒和骨折。骨质疏松症初级预防：指尚无骨质疏松但具有骨质疏松症危险因素者，应防止或延缓其发展为骨质疏松症并避免发生第一次骨折；骨质疏松症二级预防和治疗：指已有骨质疏松症或已经发生过脆性骨折，防治目的是避免发生骨折或再次骨折。骨质疏松症的防治措施主要包括基础措施、药物干预和康复治疗。

1. **基础措施** 包括调整生活方式和骨健康基本补充剂。

(1) 调整生活方式：加强营养，均衡膳食；充足日照；规律运动；戒烟；限酒，避免过量饮用咖啡；避免过量饮用碳酸饮料；尽量避免或少用影响骨代谢的药物。

(2) 骨健康基本补充剂：主要是钙剂和维生素 D。

①钙剂：充足的钙摄入对获得理想骨峰值、减缓骨丢失、改善骨矿化和维护骨骼健康有益。2013 版中国居民膳食营养素参考摄入量建议，成人每日钙推荐摄入量为 800mg（元素钙），50 岁及以上人群每日钙推荐摄入量为 1000 ~ 1200mg。尽可能通过饮食摄入充足钙，饮食中钙摄入不足时，可给予钙剂补充。营养调查显示我国居民每日膳食约摄入元素钙 400mg，故尚需补充元素钙 500 ~ 600mg/d。钙剂选择需考虑其钙元素含量、安全性和有效性，其中碳酸钙含钙量高，吸收率高，易溶于胃酸，常见不良反应为上腹不适和便秘等。枸橼

酸钙含钙量较低，但水溶性较好，胃肠道不良反应小，且枸橼酸有可能减少肾结石的发生，适用于胃酸缺乏和有肾结石的患者。高钙血症和高钙尿症时应避免使用钙剂。补充钙剂需适量，超大剂量补充钙剂可能增加肾结石和心血管疾病的风险。在骨质疏松症的防治中，钙剂应与其他药物联合使用，目前尚无充分证据表明单纯补钙可以替代其他抗骨质疏松药物治疗。

②维生素 D：充足的维生素 D 可增加肠钙吸收、促进骨骼矿化、保持肌力、改善平衡能力和降低跌倒风险。维生素 D 不足可导致继发性甲状旁腺功能亢进、增加骨吸收，从而引起或加重骨质疏松症。同时补充钙剂和维生素 D 可降低骨质疏松性骨折风险。维生素 D 不足还会影响其他抗骨质疏松药物的疗效。在我国维生素 D 不足状况普遍存在，7 个省份的调查报告显示：55 岁以上的女性血清 25-(OH)D 平均浓度为 18μg/L，61% 绝经后女性存在维生素 D 缺乏。2013 版中国居民膳食营养素参考摄入量建议，成人推荐维生素 D 摄入量为 400U/d（10μg/d）；65 岁及以上老年人因缺乏日照以及摄入和吸收障碍常有维生素 D 缺乏，推荐摄入量为 600U/d（15μg/d）；可耐受最高摄入量为 2000U/d（50μg/d）；维生素 D 用于骨质疏松症防治时，剂量可为 800～1200U/d。对于日光暴露不足和老年人等维生素 D 缺乏的高危人群，建议酌情检测血清 25-(OH)D 水平，以了解患者维生素 D 的营养状态，指导维生素 D 补充。有研究建议老年人血清 25-(OH)D 水平应达到或高于 75nmol/L（30μg/L），以降低跌倒和骨折风险。临床应用维生素 D 制剂时应注意个体差异和安全性，定期检测血钙和尿钙浓度。不推荐使用活性维生素 D 纠正维生素 D 缺乏，不建议 1 年单次较大剂量普通维生素 D 补充。

2. 抗骨质疏松药物　见第 14 章。

九、骨质疏松症的预防

1. 富钙饮食　钙是预防和治疗骨质疏松最重要的矿物质，一个成年人体内有 1kg 以上的钙，其中 99% 在骨骼中。骨总量的 1/5 是钙。

(1) 牛奶和奶制品富含钙质，尤其低脂牛奶和硬奶酪。奶酪越硬，钙含量越多。软奶酪也常常有补充的钙。尤其推荐低脂奶酪。另外牛奶中的乳糖有助于肠道对钙的吸收。

(2) 新鲜绿色蔬菜、水果和小麦产品是钙的重要来源。但是，必须指出一些蔬菜中的草酸会抑制钙的吸收。小麦产品也是很好的钙源，但白面包和其他一些加工产物除外。同样，添加糖、盐、磷酸盐、脂肪和蛋白质可大大降低钙的吸收。

(3) 果汁：尤其是强化加钙的果汁，特别适用于对牛奶或奶制品过敏的患者。另外，果汁中维生素 D 可将钙的吸收从 30%（牛奶和奶制品）增加到 40%，在多种食物中添加维生素 D 可进一步增加肠钙的吸收。

(4) 钙片：碳酸钙最便宜，是最常用的化合物，但服用含钙 500mg 的碳酸钙片，只有大约 200mg 钙被吸收。枸橼酸钙比碳酸钙、磷酸钙、乳酸钙或葡萄糖酸钙更易分解，在体内的生物学利用度高达约 60%。碳酸钙和磷酸钙必须与食物同服，因为胃酸是吸收所必需的，枸橼酸钙则没有这个限制。枸橼酸钙还有不产生气体和不会导致便秘的优点，但它要贵一些。下列提示可能有助于从钙片获得最大利益：单次剂量不应超过 500mg，因此每日量应按需要，分次用充足的液体送服；睡前服用 1 次弥补了夜间骨钙的丢失；钙应与饭同服，伴随的维生素 C 和一点脂肪、蛋白质可改善肠道的吸收；富含纤维和脂肪的食物会抑制吸收；钙不应与铁同服，否则会形成不可溶的化合物，对身体是一个损失，这对补铁的患者尤其重要。

(5) 其他有用的矿物质：多种矿物质是钙吸收和其他一些活动所必需的，包括镁、硼、铜、锰、锌、硅、锶和磷等。它们对骨正常的生长也很重要，在骨代谢和转换中起了重要作用。因为这些矿物质摄入过多可能有危险，达到正确平衡的最好方法是采用丰富多样的饮食。

2. 充足的维生素

(1) 维生素 D：通过增加肠道对钙和磷酸盐的吸收，以及刺激类骨质 - 骨基质的成熟和矿化，促进骨的形成。骨骼健康需要每日补充 400 ～ 800U。一个人每日需进行 15min 日光浴，从而由皮肤产生等量的维生素 D。但在今天的生活环境下大多数人都不可能实践这一点。另外，还有对过度暴露于日光下导致的皮肤癌的恐惧。而且老年人中阳光转化的维生素 D 只有年轻人的 50%。因此，每日以片剂形式补充 800 ～ 1000U 的维生素 D 是合理的。

(2) 维生素 C：是另一个相对新发现的在骨骼健康中起作用的维生素，它是胶原成熟所必需的，它也可刺激成骨细胞，改善钙的吸收。维生素 C 的每日最低需要量 60mg——足够预防坏血病，但不够达到所有可能的收益。维生素 C 最好的来源是水果柑橘。理想状态下，每日应以抗坏血酸钙盐的形式摄取 1000mg。

(3) 维生素 K：现在被认为是一种新的建骨维生素。尽管它在凝血中的作用更广为人知，它在骨的组分之一、骨钙素的生成中起重要作用。维生素 K 介导钙与蛋白质的链接，使钙在骨基质的形成中整合到羟基磷灰石晶体中。维生素 K 每日需要量在 100 ～ 300μg，与饭同服。它主要由在肠道的细菌产生（维生素 K_2），深绿蔬菜（如菠菜或西兰花）也含有的 K（维生素 K_1）。因为这是一种脂溶性的维生素，吃富含维生素 K 的食物最好配一点脂肪或油。

(4) 维生素 A：一种脂溶性维生素，因此可被身体储存，它影响骨细胞的发育，推荐日补充量是 5000U。

(5) 维生素 B_{12} 和叶酸对健康骨骼的形成和维持是必需的。维生素 B_{12} 保护骨骼，对抗同型半胱氨酸的效应，维生素 B_{12} 的水平会随年龄下降，它推荐的每日剂量是 1mg。

(6) 其他元素：如硼，对骨骼健康也很重要，它们需要一个均衡的，富含水果和蔬菜的饮食。

3. 保护脊柱　胸椎和腰椎大部分由骨松质构成，因此更易骨折——这是因为骨小梁稀少而承重不减的联合效应。骨质疏松通常导致椎体上板和下板塌陷，并向椎体中突出。当 BMD 显示出骨质疏松的值时，应当调整日常生活，确保脊柱和髋关节的保护。

4. 规律的体育运动，保持强壮的骨骼　随着老化的进程，轴向肌肉力量有持续而显著的减弱。近 40 岁肌肉力量达到高峰，之后男性和女性分别丢失高峰力量的 64% 和 50%，80 多岁时肌肉力量最弱。骨骼、肌肉和关节都可通过运动得到强化。运动还能改善柔韧性和平衡性，其他的益处，即减少老年时摔倒和骨折次数。

5. 戒烟　每个吸烟者都有能力停止吸烟，并因此将骨质疏松的风险降低 50%。吸烟的抗雌激素作用足以抵消绝经期雌激素治疗的效果。在男性，吸烟导致了睾酮水平的显著下降，这（与女性中类似）导致了骨密度的降低，即加快了骨量丢失。这种丢失主要发生在骨小梁，尤其在脊柱的椎体中。另外，吸烟者带有高浓度的对骨有害的物质，包括镉、铅和其他毒性物质。

6. 减少营养性"骨强盗"　食物中的某些物质代谢、中和及消除需要钙的参与，通常不被认为这些物质有害，人们也不会去避免，使这些物质可以从骨中夺取钙质，增加了不可见的骨量丢失。"骨强盗"如下：高酒精摄入、咖啡因和其他可能有害的饮料、糖、盐、蛋白质、磷酸盐、脂肪及过度酸化等。

7. 努力达到理想体重　所有的大型骨质疏松研究都证实了骨质疏松与低体重之间的紧密联系，低体重的人消耗的热能不足以维持他们的身体，尤其他们的骨骼。低体重和低肌肉量导致了对骨的低刺激，因此骨量也低。身体脂肪少的女性产生的雌激素也少，但是不应鼓励肥胖，因为它通过许多可能并发症对整体健康有害，这将反过来影响骨骼。最好的方法是寻求与身高和身体构造相适应的体重。

8. 确定导致骨质疏松的药物，尽可能采取合适的方法加以对抗　常见的药物有糖皮质激素、甲状腺素、抗凝血药、抗惊厥药、抗抑郁药、异烟肼、含铝制酸药等。

9. 认识损伤骨骼的疾病　原发性慢性多发性关节炎可能是这类疾病中最重要的代表，多年来它持续地造成了骨质疏松和骨折。另外，慢性肺疾病，尤其吸烟导致的气管炎和肺气肿，慢性心功能不全，糖尿病，炎性肠病和胃／肠手术，肾功能不全，均增加了骨质疏松的风险。

十、危险因素及风险评估

（一）危险因素

骨质疏松症是多重危险因素影响的复杂疾病，危险因素包括遗传因素和环境因素等多方面。骨折是骨质疏松症的严重后果，也有多种骨骼外的危险因素与骨折相关。分为不可控因素与可控因素，后者包括不健康生活方式、疾病、药物等。

1. 不可控因素　主要有种族（患骨质疏松的风险：白种人高于黄种人，而黄种人高于黑种人）、老龄化、女性绝经、脆性骨折家族史。

2. 可控因素　不健康生活方式，包括体力活动少、吸烟、过量饮酒、过多饮用含咖啡因的饮料、营养失衡、蛋白质摄入过多或不足、钙和（或）维生素 D 缺乏、高钠饮食、体质量过低等；影响骨代谢疾病，包括性腺功能减退症等多种内分泌系统疾病、风湿免疫性疾病、胃肠道疾病、血液系统疾病、神经肌肉疾病、慢性肾脏及心肺疾病等；影响骨代谢的药物，包括糖皮质激素、抗癫痫药物、芳香化酶抑制药、促性腺激素释放激素类似物、抗病毒药物、噻唑烷二酮类药物、质子泵抑制药和过量甲状腺激素等。

（二）风险评估

评估骨质疏松风险的方法较多，这里推荐两种敏感性较高又操作方便的简易评估方法作为筛查工具，以及一种预测骨质疏松骨折发生率的计算系统。

1. 国际骨质疏松症基金会（IOM）骨质疏松症 1min 测试题　见前述。

2. 亚洲人骨质疏松自我筛查工具（OSTA）　见前述。

3. 骨折风险评估计算法（FRAX）系统　医生或者患者自己对于是否存在骨质疏松的风险进行评估后，还需要对骨折风险进行评估，提早预防骨质疏松就是为预防骨折的发生。FRAX 使用风险因素计分法评估 10 年内的髋部及任何重要骨质疏松性骨折的发生风险。FRAX 是一种单纯将骨密度扩展到综合因素评估，由群体评估扩展到个体评估和将相对风险扩展到个体的绝对风险的较好评估体系，其应用广泛。它主要通过计算临床骨折风险，不需要复杂昂贵的仪器设备，就可以帮助临床医生作出治疗决策。

患者可以在网上（www.shef.ac.uk/FRAX/）下载，根据父母骨折史、年龄、性别、体重指数、种族、吸烟、饮酒、糖皮质激素应用、类风湿关节炎和继发性骨质疏松（有人建议加入经常摔倒一项）进行自我测算，该系统适用于未治疗的绝经后妇女和 40—90 岁的男性。髋部骨折概率 ≥ 3% 或 5% 或任何重要部位的骨折概率 ≥ 20% 可认为属于高危对象。实践证明，FRAX 具有简便和易于推广的优点，但因忽视了个体差异、遗传因素、峰值骨量（PBM）、抗骨吸收药物和环境因素等的影响，如果能将骨密度、FRAX 和骨代谢生化标志物三者结合起来分析，可以明显提高骨折风险评估的准确性。故有条件时，应尽量进行骨密度检查和骨代谢生化标志物测定。

(1) FRAX 的必要性：尽管骨密度在预测骨折风险上具有不可忽视的重要意义，但只以骨密度测定结果评估骨折风险仍然存在一些局限与困惑：①骨密度不能全面反映骨折的风险；②通过骨密度与骨折风险的相关性预测骨折风险只是一种总体风险，不能体现每位患者发生骨折的风险；③在一些经济不太发达的地区，没有双能 X 线骨密度测定仪，或者是患者无支付这项检查的经济能力。因此，寻找没有骨密度测定的情况下进行骨折风险评估的工具具有重要的价值和推广意义。

(2) FRAX 的应用方法：该工具的计算方法包括股骨颈骨密度和临床危险因素。在没有股骨颈骨密度的情况下可以由全髋部骨密度取代，然而，在这种计算方法中，不建议采用非髋部部位的骨密度。在没有骨密度测定的条件时，FRAX 也提供了仅用体重指数（BMI）和临床危险因素的进行评估的计算方法。还需要了解年龄、性别、体重指数 [BMI= 体重（kg）/ 身高的平方（m^2）]，若可以测定骨密度，需要股骨部位的骨密度。

(3) 在 FRAX 中明确的骨折常见危险因素：①年龄，骨折风险随年龄增加而增加；②性别；③低骨密度；④低体重指数 ≤ 19kg/m^2；⑤既往脆性骨折史，尤其是髋部、尺桡骨远端及椎体骨折史；⑥父母髋骨骨折；⑦长期应用糖皮质激素治疗，任何剂量，口服 3 个月或更长时间；⑧当前吸烟；⑨过量饮酒（大于 3 单位，1 单位相当于 10g 酒精，约为啤酒 285ml，葡萄酒 120ml，白酒 30ml）；⑩合并其他引起继发性骨质疏松的疾病；⑪类风湿关节炎。

(4) FRAX 应用人群

①不适用人群：临床已诊断了骨质疏松，即骨密度（T 值）低于 –2.5，或已发生了脆性骨折，本应及时开始治疗，不必再用 FRAX 评估。

②适用人群：没有发生过骨折又有低骨量的人群（T 值 > 2.5），因临床上难以作出治疗决策，使用 FRAX 工具，可便捷地计算出个体发生骨折的绝对风险，为制定治疗策略提供依据。适用人群为 40—90 岁男女，< 40 岁和 > 90 岁的个体，分别按 40 岁和 90 岁计算。

【示例】王女士具有多项骨质疏松危险因素，OSTA 指数 =–3，骨质疏松风险级别属于中风险。腰椎间盘提示骨质疏松，无骨折，骨密度测定 T 值最低 –2.4，诊断为骨量减少。我们进入骨折风险评估工具网址（www.shef.ac.uk/FRAX/），输入相关临床危险因素信息，评估其骨折风险。结果显示：主要部位 10 年的骨折风险为 5.2%，髋部骨折的风险为 0.7%。根据该结果，患者 10 年骨折风险似乎并未增高。但患者具有多项骨质疏松的危险因素，腰椎骨密度 T 值为 –2.4，腰椎片提示骨质疏松，建议应该给予该患者生活方式的干预，防跌倒教育，补充钙剂和维生素 D 及抗骨质疏松药物治疗。该病例也提示我们 FRAX 在中国人群中的治疗阈值可能需要进一步论证。由于我国目前还缺乏系统的临床研究，所以尚无中国依据 FRAX 结果计算的治疗阈值。临床上参考其他国家的资料，如美国指南中提到的 FRAX 工具计算出髋部骨折概率≥ 3% 或任何重要的骨质疏松性骨折发生概率≥ 20% 被列为骨质疏松性骨折高危患者。

（程晓宇　王忠超　谷祖华　孙　逊）

第7章　继发性骨质疏松症

骨质疏松症是由于多种原因导致的骨密度和骨质量下降，骨微结构破坏，造成骨脆性增加，从而容易发生骨折的全身性骨病，多见于绝经后妇女和老年男性。骨质疏松的严重后果为发生骨质疏松性骨折（脆性骨折），即在受到轻微创伤时或日常活动中即可发生的骨折，以脊柱、髋部和前臂为好发部位。如前所述，骨质疏松症分为原发性和继发性两大类。

在前面的章节中，我们认识了原发性骨质疏松症，继发性骨质疏松症是由于继发于某些疾病或药物等原因，所致的骨量减少、骨脆性增加和易于骨折一大类疾病的总称。引起继发性骨质疏松症的病因很多，临床上以内分泌与代谢疾病、结缔组织病、肾脏疾病、消化道疾病和药物所致的继发性骨质疏松症最为常见。

本章以临床常见的几种继发性骨质疏松为例，从其发病情况、发病机制、临床表现、诊断、治疗等方面进行介绍，使大家对继发性骨质疏松症有个初步认识。

一、什么是继发性骨质疏松症

如前所述，继发性骨质疏松症是由于疾病、药物、器官移植等原因所致的骨量减少、骨微结构破坏、骨脆性增加和易于骨折的代谢性骨病。继发性骨质疏松症是一大类异质性疾病，也就是说导致继发性骨质疏松症的病因，临床上以内分泌代谢疾病、结缔组织疾病、肾脏疾病、消化道疾病和药物所致者多见。

因此，在诊断原发性骨质疏松时，必须先排除继发性骨质疏松的可能。目前，对于继发性骨质疏松的诊断，主要依赖于详细的病史，包括骨质疏松性骨折危险因素、相关疾病史、药物使用史、完整的体格检查，以及相关辅助检查。尤其是男性以及绝经前女性发生脆性骨折，或者脆性骨折发生于抗骨质疏松治疗时，应该警惕继发性骨质疏松症的可能。

二、继发性骨质疏松症的原因有哪些

1. 内分泌代谢疾病如甲状旁腺功能亢进症、甲状腺功能亢进症、糖尿病（主要见于 1 型糖尿病及部分 2 型糖尿病）、库欣综合征（Cushing syndrome，CS）、性腺功能减低、腺垂体功能减退症等。以上疾病会导致体内内分泌紊乱，甲状腺素、甲状旁腺素、胰岛素、糖皮质激素、性激素等激素无法共同协调钙稳态及骨代谢平衡，进而导致骨质疏松症。

2. 多种慢性肾脏疾病导致肾性骨营养不良，导致骨矿化障碍、骨形成障碍，进而导致骨质疏松症。

3. 胃肠疾病和营养性疾病如慢性肝病（尤其是原发性胆汁性肝硬化）、炎性肠病（尤其是克罗恩病）、胃大部分切除术、腹泻病等，上述疾病导致钙吸收减少，骨形成缺乏原料，导致骨质疏松症。

4. 风湿性疾病如类风湿关节炎、系统性红斑狼疮、干燥综合征、混合性结缔组织病等，上述疾病免疫细胞活性降低影响成骨细胞、破骨细胞对骨代谢的调控，且树突细胞和破骨细胞来源于共同骨髓前体细胞，由同一系列炎症因子、转录因子调控。

5. 支气管哮喘、慢性阻塞性肺疾病等治疗需长期使用激素，而激素正是骨质疏松症的诱发因素。

6. 血液系统疾病如白血病、淋巴瘤、多发性骨髓瘤、骨髓异常增殖综合征、血友病等恶性疾病常发生骨转移，造成广泛骨破坏，导致骨质疏松症。

7. 神经肌肉系统疾病如各种原因所致的偏瘫、截瘫、运动功能障碍、肌营养不良症、僵人综合征和肌强直综合征等，导致骨量减少，骨微观结构退化，导致制动性骨质疏松症。

8. 长期制动或太空旅行，导致骨量减少，骨微观结构退化，导致制动性骨质疏松症。

9. 器官移植术后免疫抑制药的应用会抑制成骨细胞分化，促进成骨细胞凋亡，导致骨质疏松症。

10. 药物及毒物，如糖皮质激素、免疫抑制药、肝素、抗惊厥药、抗癌药、含铝抗酸剂、甲状腺激素、慢性氟中毒、促性腺激素释放激素激动剂（GnRH-a）

或肾衰竭用透析液等。

三、继发性骨质疏松症特殊的临床特点

1. 异常骨折。

2. 与年龄不符的低骨密度。

3. 坚持有效治疗但仍反复骨折。

4. 基础实验室检测异常（贫血、高钙及低钙血症，ESR 升高）。

5. 不能解释的骨痛。

6. 骨扫描或 X 线检查不能确定的骨病变（转移、骨髓瘤、恶性淋巴瘤、肥大细胞增多症）。

四、如何诊断骨质疏松症

目前没有直接测定骨强度的临床方法，常采用下列诊断指标：骨密度低下及（或）脆性骨折。对于继发性骨质疏松症，还需要引起骨质疏松症的明确病因，

1. 通过问诊得到信息明确诊断，询问患者既往史、药物服用史、个人史等。

2. 引起骨质疏松症的原发病相关检查：详见第 6 章。

五、继发性骨质疏松症的治疗原则

继发性骨质疏松的治疗原则，首先要治疗原发病，其次为抗骨质疏松治疗并防止骨折发生，注重以患者为中心的个体化疗法。

1. *原发疾病的治疗*　积极寻找骨质疏松症的病因，对有效治疗继发性骨质疏松症具有重要意义。一旦病因明确，则应及时对原发病进行治疗。

2. *一般治疗*　参考原发性骨质疏松症诊疗指南。

3. *基础治疗*　包括适当补充钙剂、维生素 D 或其活性代谢物等。参考原发性骨质疏松症诊疗指南。特别需注意的是，如果患者伴有高钙血症，如肿瘤或甲状旁腺功能亢进症者，则应该禁忌使用钙剂及维生素 D 制剂。如患者伴有肾结石及高尿钙，则应慎用钙剂及维生素 D 制剂。

维生素 D 和钙剂：在除外高钙血症等情况后应酌情保证充足的维生素 D 以及钙剂摄入。成人钙剂推荐摄入元素钙800mg/d，绝经后妇女和老年人1000mg/d。如果饮食中的钙摄入不足，可选择药物补充。维生素 D 推荐剂量成年人400U/d，老年人为 400 ～ 800U/d。目标为维持正常的钙平衡和 25-(OH)D 水平。在肾功能正常情况下，甲状旁腺素水平恢复至正常水平，表示维生素 D 缺乏状态被纠正。

4. 药物治疗　必要时给予有效的骨吸收抑制药治疗。

(1) 双膦酸盐：在继发性骨质疏松的治疗中应用广泛，可以抑制骨吸收，增加骨密度，在糖皮质激素、男性性腺功能低下引起的骨质疏松治疗中能够减少骨折发生。除口服双膦酸盐以外，一些依从性差、吸收不良或胃肠道耐受性差的患者可以选用静脉用药（伊班膦酸钠、唑来膦酸）。

(2) 甲状旁腺素：适用于严重的糖皮质激素引起的骨质疏松（GIOP）、严重男性骨质疏松伴发骨折的患者，能够增加骨密度，减少骨折发生。

(3) 其他：还有锶盐、RANKL 拮抗药地诺塞麦、第三代雌激素受体调节药、组织蛋白酶 K 抑制药等。这些药物逐渐应用于继发性骨质疏松症的治疗，尚有待进一步验证。

六、常见的继发性骨质疏松症

（一）糖皮质激素性继发性骨质疏松症

糖皮质激素被广泛用于慢性非感染性炎性疾病（包括结缔组织病）、过敏性疾病及器官移植，骨质疏松是其最严重的副作用之一，即使是生理剂量的糖皮质激素也可引起骨丢失，绝经后妇女及 50 岁以上的男性为高危人群。

1. 机制

(1) 影响钙稳态：糖皮质激素抑制小肠对钙、磷的吸收，增加尿钙排泄，引起继发性甲状旁腺功能亢进症，持续的甲状旁腺素（PTH）水平增高可促进骨吸收。

(2) 对性激素的作用：糖皮质激素可降低内源性垂体促性腺激素水平并抑制肾上腺雄激素合成，黄体刺激素（LH）水平的降低引起雌激素及睾酮合成减少，引起骨质疏松。

(3) 抑制骨形成：长期应用糖皮质激素可抑制成骨细胞增殖、与基质结合及其 I 型胶原和非胶原蛋白质的合成。

(4) 其他作用：糖皮质激素引起的肌病及肌力下降也可导致骨丢失。此外，患者本身的炎性疾病及合并用药（如环孢素）也可导致骨质疏松。

2. 诊断

(1) 症状：视骨质疏松程度和原发疾病性质而不同，多数症状隐匿，不少患者在进行 X 线检查时才发现并发骨质疏松症。部分患者诉腰背酸痛、乏力、肢体抽搐或活动困难，严重者可有骨骼疼痛，轻微损伤即可发生脊柱、肋骨、髋部、长骨或踝部骨折。中等到大剂量的糖皮质激素与骨丢失及骨折危险性增高显著相关，骨丢失在糖皮质激素治疗 6 ～ 12 个月时最为明显，小梁骨受累较皮质骨更为显著。糖皮质激素对骨骼的作用呈剂量和时间依赖性，研究证实全身性应用相当于泼尼松 7.5mg/d 以上剂量的糖皮质激素 2 ～ 3 个月即可导致显著的骨丢失和骨折危险性增加，长期使用略高于 2.5mg/d 的泼尼松也与骨折危险性增高相关。在相同骨矿密度（BMD）的情况下，糖皮质激素性骨质疏松较绝经后骨质疏松者骨折危险性更高。

(2) 体征：与原发性骨质疏松症类似，可有身高缩短，严重者发生脊柱后凸、驼背或胸廓畸形。

(3) 诊断要点：诊断指标包括 BMD 低下及（或）脆性骨折，有长期使用糖皮质激素的病史。具体实验室检查及影像学检查（X 线、骨密度）见总论。

3. 预防及治疗

(1) 一般措施：尽量减少糖皮质激素用量，更换剂型或给药途径，换用其他免疫抑制药。保证营养和足够的饮食钙摄入，适当的负重体育活动，戒烟，避免酗酒。

(2) 基础药物治疗：单独使用钙剂对于糖皮质激素性骨质疏松症患者并不能预防骨丢失，应将钙剂与维生素 D 制剂联合使用。研究证实钙剂加维生素 D 制剂对于长期应用相当于泼尼松 15mg/d 以下剂量的糖皮质激素患者可以保持骨量。用法及剂量参考继发性骨质疏松症治疗。治疗过程中需监测血钙、尿钙水平，调整剂量。

(3) 药物治疗：必要时应给予抗骨质疏松药物治疗。用法及剂量详见原发性骨质疏松症治疗。

（二）糖尿病性继发性骨质疏松症

糖尿病是一种由于胰岛素分泌和（或）作用缺陷，导致血糖升高的代谢性疾病。可以引起眼、肾脏、神经、心脏、血管等组织器官的慢性病变。糖尿病患者发生骨质疏松较为常见，在股骨颈骨折和椎骨压缩性骨折的老年患者中，约有1/3 患有糖尿病。

1. 机制

(1) 胰岛素分泌不足或利用障碍：可导致蛋白质分解增加，合成受抑制，造成了负氮平衡。蛋白质是构成骨架的基本物质，蛋白质减少可导致骨基质减少，使钙、磷不能在骨骼中沉积，而造成骨质疏松。另一方面胰岛素又是软骨和骨生长的调节因子，能刺激糖蛋白及胶原蛋白的合成，还可参与骨矿化效应，对钙吸收和骨矿化可能起间接的作用。因为维生素 D_3 代谢产物的合成需要胰岛素参与，故认为糖尿病患者骨质减少和胰岛素缺乏有密切关系。

(2) 钙摄入不足：我国人均每日钙的摄入量偏低，加之糖尿病患者严格控制饮食，不注意钙的补充，血钙水平低，可引起继发性甲状旁腺功能亢进，甲状旁腺激素分泌增多，可动员骨骼中的钙进入血循环，以维持血钙的平衡，从而加重了骨质疏松。

(3) 钙排出增加：糖尿病患者因高血糖所致高渗透性利尿，在从尿中大量排出葡萄糖的同时，使钙、磷、镁、锌及其他微量元素随尿排出明显增多，使体内呈负钙平衡及低血磷、低血镁状态，骨吸收增加。

(4) 维生素 D 利用障碍：糖尿病患者合并肾病时，1,25-$(OH)_2D_3$ 在肾脏合成受阻，导致小肠钙吸收减少，肾脏排泄钙、磷增多，骨钙沉积减少。

(5) 糖尿病患者胰岛素样生长因子（IGF）分泌减少。IGF 通过作用于骨原细胞，促进成骨细胞分化合成，增加骨胶原形成及骨钙积累，刺激骨骼重构。IGF 缺乏，可以造成骨形成下降和骨量下降。

(6) 老年糖尿病患者受多种因素的影响。由于年龄增加、性激素水平降低、肌肉力量减弱、缺乏阳光和运动，特别是户外运动少，都会影响骨骼的合成代谢，因而老年糖尿病患者发生骨质疏松的概率更高。

2. 诊断　我国 18 岁以上成年人糖尿病患病率为 11.6%，约 1.139 亿，且这是一个动态数字。而糖尿病前期率为 50.1%，4.934 亿人。其中糖尿病性骨质疏松患者占糖尿病患者的 40% ～ 60%。

糖尿病性骨质疏松症诊断一般并不困难。主要根据以下几方面即可诊断。

(1) 临床表现：除了糖尿病"三多一少"症状，即多尿、多饮、多食、体重降低等。还伴有腰背疼痛，全身疼痛及乏力。

(2) 空腹及餐后 2 小时血糖升高：空腹 ≥ 7.0mmol/L 或餐后 ≥ 11.1mmol/L。

(3) 血磷及血清总碱性磷酸酶（TALP）和骨碱性磷酸酶（BALP）、骨钙素（OC）降低；尿糖、尿钙（> 200mg/d）及 I 型 N 末端前肽升高，血钙正常。

(4) 骨密度和骨矿含量降低，或有脆性骨折：最好采用双能 X 线测定法。除骨密度外其他多种因素如骨微细结构、骨有机基质、微小损伤及修复状态均影响骨强度。

3. 预防及治疗　预防和治疗糖尿病性骨质疏松症的原则是改变生活方式，积极控制糖尿病。控制饮食、控制体重和适量运动可以预防、延缓和治疗骨质疏松症，也有助于控制血糖。若效果不明显可以服用降糖药和胰岛素。

研究发现，糖尿病常规饮食食谱中的钙、镁、锌含量明显不足。因此，对于糖尿病患者来说，除很好地控制糖尿病外，还要注意以下几点。

(1) 补充充足的钙及微量元素。通过补充富含钙的食物或钙剂以达到每天补充元素钙 1000 ～ 1500mg，补充维生素 D 400 ～ 800U。

(2) 还应在医生指导下，服用抗骨质疏松症的药物，如活性维生素 D 和抑制骨吸收的药，如降钙素。

(3) 控制饮食和运动疗法相结合。提倡每天半小时的户外运动。根据个人的爱好和条件选择以下不同的运动方式，如散步、走跑交替、慢跑、骑自行车等。运动强度应达到最大心率的 50% 或 130/min 为宜。运动时间每周最少 3 次，每次 20min。

（三）甲状腺功能亢进症性继发性骨质疏松症

"甲亢"是甲状腺功能亢进症的简称。它是由于体内甲状腺激素过多所引起，多见于女性，以 20—40 岁较多见。临床上主要表现为高代谢症候群，如心悸、气短、多汗、易激动、怕热、乏力、消瘦、精神紧张、震颤、食欲亢进、大便次数增多、闭经、头晕、失眠等，还有甲状腺肿大或突眼与局部黏液性水肿等。甲亢可并发心脏病，如心房纤颤、心力衰竭等，还可并发白细胞减少、糖尿病、肌无力和低钾麻痹以及甲亢危象。

甲亢性骨质疏松症也是甲亢的并发症。临床上除了以上甲亢的表现外，尚有腰腿痛、头痛、身高缩短等，严重者可有病理性骨折。X线表现骨密度降低。

1. 机制　甲状腺激素对骨骼作用十分重要，儿童时期分泌缺乏会导致生长延迟，过多分泌则会加速骨生长，骨骺闭合提早，降低终身高。在成人中，三碘甲腺原氨酸（T_3）可以调节骨转换，对于维持理想骨强度必不可少。目前研究表明，甲状腺功能亢进会使骨密度下降并增加骨折风险。T_3在生长期主要促进合成代谢，在成人促进分解代谢，均通过破骨细胞及成骨细胞上的甲状腺激素受体α实现。甲亢所致的骨质疏松，由于高骨转化率，骨吸收相对骨形成更快，导致的每个骨重塑周期丢失10%的骨量，出现负钙平衡、负磷平衡，导致骨量丢失。

甲状腺激素分泌增多可干扰活性维生素D的生成，使$1,25-(OH)_2D_3$生成不足，导致肠钙吸收降低；甲状腺激素分泌增多，促使蛋白质分解代谢亢进，引起骨基质变化和钙磷代谢紊乱而发生负钙平衡，出现高转换性骨质疏松。

2. 诊断　甲亢性骨质疏松症除了有甲亢的临床基本表现外，尚可有骨病的症状、体征和实验室表现。

(1) 临床症状：伴有腰腿痛、头痛、全身痛，周身乏力、酸楚症状明显，少数有骨骼畸形与多发性骨折。

(2) 骨密度检查：骨密度和骨矿含量减少。

(3) 骨骼X线表现：多有不同程度呈均一稀疏改变及小梁稀少，少数严重者见纤维囊性骨炎或肢体远端改变及病理性骨折。

3. 预防及治疗　甲亢性骨质疏松症在治疗甲亢的同时给予抗骨质疏松治疗。

首先。要积极治疗原发病——甲状腺功能亢进症。方法有抗甲状腺药物治疗、甲状腺次全切除术治疗和放射性^{131}I治疗。根据病情选择方法。

其次要进行抗骨质疏松治疗。

（1）常用基本药物有：钙剂，如钙尔奇D（主要成分为碳酸钙600mg+维生素D_3 125U，每日1次，每次1粒）；维生素D_3（每日400～600U）。

(2) 抗骨吸收制剂：降钙素、类雌激素、雌激素受体调节药、植物雌激素等。

(3) 骨形成制剂：甲状旁腺激素等。

（四）甲状旁腺功能亢进症性继发性骨质疏松症

甲状旁腺位于颈部两侧甲状腺的后缘内，每侧有 2 对，形状为椭圆形，总重量约 100mg。甲状旁腺分泌的甲状旁腺素（PTH）是含有 84 个氨基酸残基的直链多肽，它的生物活性取决于氨基端的第 1 ～ 27 位氨基酸残基。正常人血浆 PTH 的浓度为 10 ～ 50ng/L，半衰期 20 ～ 30min。PTH 主要在肝内水解灭活，其代谢产物经肾脏排出体外。

1. 机制　甲状旁腺素的生理功能是调节体内钙磷代谢，维持血钙平衡。主要是增高血钙和降低血磷水平，一方面可以抑制肾小管对磷的重吸收而加大排出，促进肾小管对钙的重吸收以减少排出；另一方面又促进骨细胞放出钙离子进入血液，以提高血液中钙的含量。甲状旁腺分泌正常可使血液中的钙不致过低，磷不致过高，保证血液中钙与磷保持适宜的比例。

2. 诊断　甲旁亢性骨质疏松症除了有甲旁亢的临床基本表现外，尚可有骨病的症状、体征和实验室表现。

(1) 临床症状：主要表现为广泛性骨关节疼痛，主要位于腰背部、髋部、四肢，局部明显压痛，严重者全身受累，活动受限。

(2) 骨密度检查：骨密度和骨矿含量减少。

(3) 骨骼 X 线表现：多有骨膜下骨质吸收、纤维囊性骨炎、佝偻病样表现。

3. 预防及治疗

(1) 筛查血钙、血磷、PTH，及时诊断。

(2) 治疗原发病，手术治疗是最佳选择。

(3) 骨质疏松治疗同原发性骨质疏松症。

（五）肾脏疾病与骨质疏松

肾功能不全是由多种原因引起的肾小球破坏，造成机体排泄代谢废物和调节水电解质、酸碱平衡等方面出现紊乱的临床综合症候群。肾功能不全分为急性肾功能不全和慢性肾功能不全，是威胁生命的主要病症之一。慢性肾功能不全分为 4 期：第 1 期为肾功能不全代偿期；第 2 期为肾功能不全失代偿期；第 3 期为肾衰竭期；第 4 期为尿毒症期。

1. 机制　慢性肾功能减退时，由于肾小球滤过率降低，肾小管功能降低，尿排出废物减少，磷的清除功能下降，使血磷升高，血钙降低，刺激甲状旁腺激素分泌增加，发生继发性甲状旁腺功能亢进症，促进骨吸收。慢性肾功能减退时，由于肾实质性病变，肾脏生成 1,25-(OH)$_2$D$_3$ 减少，使肠钙吸收减少，血钙降低，刺激甲状旁腺激素分泌增加，加重继发性甲状旁腺功能亢进症，使骨吸收增强，骨钙流失，骨密度降低。还会诱发低钙惊厥、手足抽搐。进而造成骨质疏松以及软骨病、佝偻病等肾性骨病。

2. 诊断

(1) 临床表现：患者通常有尿少、水肿、高血压、蛋白尿、头晕、乏力、恶心、呕吐、贫血、肾区不适以及精神神经症状，严重者可出现心力衰竭等表现。在骨骼系统会出现骨痛，骨变形，长骨、肋骨、跖骨、椎体骨的病理性骨折，四肢肌力下降，甚至骨外组织如肾脏、肝脏等有钙化的表现。

(2) 实验室检查：慢性肾功能不全（CRF）的患者除了肾功能下降（肌酐、尿素氮升高），存在水、电解质代谢紊乱，以代谢性酸中毒和水钠平衡紊乱最为常见。低钠血症、水钠潴留；钾代谢紊乱（高钾血症），还常伴有低钙血症、高磷血症及高镁血症；低尿磷，低尿镁；血 ALP、PTH、TRAP、OC 升高，血 1,25-(OH)$_2$D$_3$ 及 25-(OH)D 降低等。

(3) X 线检查：X 线的表现与病情及病程长短有关，除了前面提到的骨质变化外，还可有 β$_2$- 微球蛋白形成的淀粉样变。

(4) 骨密度检查：慢性肾功能不全的患者骨密度和骨矿含量降低与肾的肌酐清除率下降关系密切，尤其是血液透析的患者，骨矿含量明显低于正常人，并且随透析时间的延长而不断降低。

3. 预防及治疗

(1) 应针对病因，积极治疗肾脏本身的疾病和相关疾病，如高血压、糖尿病等。防止肾动脉和肾小球硬化的加重。

(2) 积极控制感染，尤其泌尿道和呼吸道感染，要防止双重感染。

(3) 合理调整饮食，多吃含钙丰富的食品，以补充体内钙的不足，每日补钙 1.2 ~ 1.5g，GFR 小于 10ml/min，应补钙 1.0 ~ 2.0g/d；饮食上以高热量、优质低蛋白、低磷饮食配以必需氨基酸，限制蛋白质的摄入量，即 0.6 ~ 0.8g/kg。

(4) 对症治疗：纠正体内代谢性酸中毒，可服用碳酸氢钠；利尿，纠正心衰；对并发症应综合治疗，纠正贫血、防止消化道出血；有高凝状态者须抗凝治疗。

降低高血磷，可服用氢氧化铝。纠正肾性骨营养不良，尤其是血液透析患者，需要补充活性维生素 D、降钙素和钙剂。让肾小球滤过率＞30ml/min 的患者口服是安全的。例如，患者的肾小球滤过率降至 30ml/min 以下，造影剂的使用就要非常谨慎。

(5) 透析治疗：凡病情进展者，宜及早改用血液净化疗法，根据病情及医疗条件可选择结肠、腹膜及血液透析等方法。

（六）消化系统疾病与骨质疏松

消化系统包括消化道和消化腺两部分，消化道是指由口腔至肛门的管道系统，包括口腔、咽、食管、胃、小肠（分为十二指肠、空肠及回肠）和大肠等部分，负责摄入食物、将食物经消化形成的营养素吸收进入血液，并将未消化部分排出体外。而消化腺是分泌消化液的腺体，有胰腺、肝脏和胆囊等。因此，消化系统的某一个器官出现问题都会影响营养素及钙、维生素 D 等的摄入、消化、吸收，同时也影响了骨代谢。

许多消化系统疾病可以引起骨质疏松，目前公认的疾病有胃肠大部切除术后、慢性肝病和各种原因所致的肝硬化、炎症性肠病等。

胃大部切除术是一种常见的胃部手术方式，已有一百多年历史。主要针对胃部恶性病变、难治性溃疡和消化性溃疡导致大出血或梗阻等，内科治疗无效的患者。胃大部切除术在治疗疾病的同时也切除掉了 3/5 ～ 4/5 的胃组织，包括一部分胃体、胃窦、幽门等，这意味着胃容积明显减小；同时切除掉了许多分泌胃酸、胃蛋白酶和胃泌素的重要细胞，导致消化液的分泌减少和胃肠激素的一系列变化，从而使基本的消化功能及全身出现不同程度的病理改变。

胃切除术后的远期并发症之一是骨代谢障碍，包括骨质疏松症和骨软化症。目前认为其原因有以下几点。

1. 长期维生素 D 缺乏　来自食物的维生素 D 与脂肪一起在空肠与回肠被吸收。胃切除术后，胃容量减少，食物尚未完全形成食糜即排入小肠，消化吸收不充分；迷走神经切除会影响胆汁分泌及脂肪吸收因而导致维生素 D 吸收减少。

2. 钙吸收不良　钙主要在小肠上段吸收。钙吸收分主动转运和被动弥散两种形式，其主动转运是依赖维生素 D；此外胃肠道的 pH 与钙盐的溶解度密切相关。胃大部切除术后，由于胃壁细胞大幅度减少，胃酸分泌不足，钙在胃内不能形成充足的游离钙，使得肠钙吸收减少；同时手术造成的解剖途径改变，影响了消化液与食物的充分混合，导致维生素 D 和钙吸收障碍。

3. 蛋白质摄入减少　蛋白质（胶原蛋白）和钙磷是组成骨骼的主要成分。胃切除术后蛋白质摄入长期减少可导致负钙平衡。

4. 手术前胃病的损害程度和性质　手术方式、残胃的胃腺体的分泌功能等均与骨质疏松发生有关。研究发现，毕Ⅱ式手术后代谢性骨病的发生比毕Ⅰ式术后多。

5. 低血钙和低血磷　低钙血症和低磷血症使大约 20% 的胃切除术后患者伴有继发性甲状旁腺功能亢进。

（七）慢性肝病与骨质疏松

因各种慢性肝病引起的骨代谢异常及骨病变均称为肝性骨病。由于肝脏病变，影响维生素 D 的活化，生成的 25-(OH)D 减少，直接关系至肾脏的第 2 次活化，使 1,25-(OH)$_2$D$_3$ 生成减少，而发生骨质疏松。慢性肝病，尤其是晚期肝病，易发生代谢性骨病。以原发性胆汁淤积性肝硬化、酒精性肝硬化、慢性活动性炎症及肝移植最常见。近年来报道乙型和丙型肝炎后肝硬化患者骨质疏松患病率高达 53%，原发性胆汁淤积性肝硬化患者骨质疏松患病率在 8% ～ 49%。

骨质疏松是慢性肝病的重要并发症，患者可发生脊椎压缩性骨折、桡骨及股骨骨折等，引起肝性骨质疏松的原因目前尚不完全清楚，但普遍认为与下列因素有关。

1. 维生素 D 代谢障碍　无论来源于食物的维生素 D 还是由皮肤合成的维生素 D，都没有活性，必须先进入血液进而到达肝脏和肾脏，才能代谢为具有活性的维生素 D。患有慢性肝病时，肝细胞的功能受到损害，影响活性维生素 D 的合成，从而影响骨的形成。

2. 胆盐的合成和排出障碍　食物中的脂肪主要在小肠吸收，它的吸收主要靠胆汁的协助。当发生慢性肝病时，胆汁的合成和排出出现障碍，导致脂类吸收不良。

3. 脂肪吸收障碍　当慢性肝病脂肪吸收障碍时，脂溶性维生素如维生素 A、D、K 的吸收也随之减少。维生素 D 能促进小肠对钙、磷的吸收；维生素 K 可促进骨钙素的形成。因此，当这些营养素出现吸收障碍时，会影响骨骼的代谢。

4.免疫抑制药的应用 肝移植患者往往大剂量应用糖皮质激素、环孢素 A 和他克莫司等免疫抑制药，导致进一步骨丢失。

因此，慢性肝病患者及具有危险因素的人群，应检测骨密度，尽早发现骨质疏松并治疗，避免发生病理性骨折。

在治疗上，首先，基础治疗必不可少，包括戒烟、戒酒、减少咖啡因摄入，增加负重训练以提高肌肉与骨骼质量，同时，合理使用类固醇激素。其次，补充维生素 D 和钙剂。推荐每天补充 1000 ～ 1200mg 的元素钙，以及至少 400 ～ 800U 的维生素 D，当合并有吸收障碍时需要提高两者的用量。最后，抗骨吸收治疗，双膦酸盐中阿仑膦酸盐较依替膦酸盐提高患者的骨量更明显，进一步研究显示阿仑膦酸钠每周 1 次的频次有更好的耐受性。除此之外，锶盐、甲状旁腺激素的应用有待研究。

（八）炎症性肠病与骨质疏松

炎症性肠病是指原因不明的一组非特异性慢性胃肠道炎症性疾病。常包括：溃疡性结肠炎及克罗恩病。

溃疡性结肠炎，也称非特异性溃疡性结肠炎，为局限于结肠黏膜的慢性弥漫性炎症，从直肠开始向近段蔓延呈连续性、对称性分布，病变为炎症和溃疡。患者常表现为腹痛、腹泻、脓血便或黏液便，病变局限于大肠，具有反复发作的特点，属于一种慢性疾病。

克罗恩病可累及胃肠道各部位，呈慢性肉芽肿性炎症，以回肠末段及其邻近结肠受累最为常见。病变多呈节段性、非对称分布，直肠极少累及。炎症性肠病在欧美国家较为常见，近年来我国患病率呈持续增高趋势，推测可能与环境因素变化有关。临床上以腹痛、腹泻、体重下降、腹部包块、瘘管形成和肠梗阻为特点，有终身复发倾向。

炎症性肠病所致骨质疏松的患病率为 3% ～ 50%；研究较多的是克罗恩病，它常伴有严重的代谢性骨病，尤其是应用类固醇激素和肠切除术后，25% ～ 70% 的患者可出现骨质疏松。炎症性肠病导致代谢性骨病的原因比较复杂，包括以下几点。

1.维生素 D 和钙的吸收不良 小肠上段的炎性病变或手术可引起维生素 D 和钙吸收减少。

2.皮质类固醇激素应用　炎症性肠病活动期长期大剂量应用的类固醇激素可能是骨质疏松发生的主要原因。

3.微量元素缺乏　许多微量元素如锌、镁、铜、锰、锶、硅等，绝大部分在小肠吸收，肠道慢性炎性病变或手术导致消化吸收障碍和上述微量元素的缺乏有关。

（九）风湿性疾病与骨质疏松

风湿性疾病是引起继发性骨质疏松的重要原因，由于疾病引起的全身和局部炎症反应，慢性炎症导致骨量丢失已得到证实，炎性因子、生长因子引起骨质疏松的机制也被广泛研究。他们能引起破骨细胞分化，激活 RANK/RANKL 通路，引起破骨细胞介导的骨量丢失。使用糖皮质激素治疗也是造成骨质疏松的原因。另外，系统性红斑狼疮对光敏感使光照减少，造成皮肤合成维生素 D 缺乏；类风湿关节炎、银屑病关节炎致局部关节疼痛、活动受限等也促进了骨质疏松的发生。

类风湿关节炎（rheumatoid arthritis，RA）是以关节及其周围组织慢性炎症性病变为主要表现的常见全身性疾病。这是一种自身免疫性疾病，主要影响手、足等小关节，也可以影响膝、髋等大关节。

1.机制　一旦出现了类风湿关节炎，骨质疏松症即可出现。可分为局部近关节性骨质疏松症和全身性骨质疏松症。类风湿关节炎近关节性骨质疏松是由局部炎症所致，通常发生在病变早期，表现为关节周围骨量减少，骨吸收亢进。全身性骨质疏松在患病时间较长时才被发现。类风湿关节炎患者的骨矿含量（BMC）较健康人少 10%。

类风湿关节炎引起骨质疏松症的因素有多种，机体生理活动减少，骨膜炎、皮质激素、内分泌环境变化、性激素代谢等是主要的危险因素。

(1) 类风湿关节炎患者因其关节疼痛、关节功能障碍，使患者关节活动减少，周围肌肉受到的刺激减少，直接或间接引起骨质减少。

(2) 关节周围的骨膜等软组织的肿胀，严重阻碍了血供，使得关节供血障碍，而使骨营养不良，出现骨质疏松症。

(3) 类风湿关节炎本身病变使患处长期疼痛，在治疗时大多数患者服用一些如泼尼松、地塞米松等激素类药物，若长期大量服用此类药物，久而久之使人体对钙吸收减少，导致骨矿代谢障碍而发生骨质疏松症。

(4) 类风湿关节炎发病的年龄，一般在 50 岁左右，以女性多见，往往在此年龄段，尤其女性在此年龄绝经者，雌激素分泌减少，性腺功能低下，从而导致骨形成不足而发生骨质疏松症。

(5) 随着风湿性关节炎病情程度加重，使得患者户外活动减少，心理受到强大的压力，也是引起骨质疏松症的原因之一。

(6) 类风湿关节炎导致全身性骨质疏松症的最关键因素是免疫因素。免疫功能异常可引起骨形成及骨吸收的失衡，继而发生骨质疏松症。

2. 诊断与治疗

(1) 积极诊断、治疗原发病。

(2) 骨质疏松治疗无特异性。

（十）慢性阻塞性肺疾病与骨质疏松

慢性阻塞性肺疾病（chronic obstructive pulmonary disease，COPD）是老年人常见病，发病率及病死率较高，严重威胁着老年患者的生命健康。目前认为慢性阻塞性肺疾病是指气道不可逆损害的慢性支气管炎和阻塞性肺气肿，而国外有时也将支气管哮喘归入此类疾病。

慢性阻塞性肺疾病是一种具有气流阻塞特征的慢性支气管炎和（或）肺气肿，可进一步发展为肺心病和呼吸衰竭的常见慢性疾病。与有害气体及有害颗粒的异常炎症反应有关，致残率和病死率很高，全球 40 岁以上发病率已高达 9% ～ 10%。

1. 机制

(1) 糖皮质激素的使用：糖皮质激素目前已成为支气管哮喘和慢性阻塞性肺疾病治疗的有效药物。流行病学调查显示类固醇激素治疗是骨质疏松常见原因第三位。研究表明，全身使用激素，可在数月后导致骨密度下降，是造成骨折的一个危险因素。20 世纪 80 年代以前，激素的使用多采取全身用药（静脉或口服途径），后来随着对糖皮质激素副作用的认识，提倡局部吸入方式给药。这种改进虽减少了高血压、糖尿病和库欣综合征等并发症，但在骨代谢方面，仍有大量报道证实可引起骨量的丢失。有研究发现，髋部和腰椎骨密度均与使用激素剂量呈线性关系，接受高剂量吸入激素者比低剂量所致骨丢失更加明显。

(2) 低体重和运动能力下降：慢性阻塞性肺疾病患者最常见表现为体重减轻，其骨矿含量明显低于同年龄对照组。研究发现慢性阻塞性肺疾病患者骨矿含量与体重指数及 10min 步行距离相关，相关系数分别是 0.71 和 0.51，表明低体重和运动能力的下降可能造成骨量降低。

有研究提示，营养状况差的慢性阻塞性肺疾病患者更易患骨质疏松。

(3) 血流障碍：有研究认为慢性阻塞性肺疾病、类风湿性疾病、糖尿病、高血压患者均有骨血循环障碍，可能由于动脉血供减少或静脉淤血及血管外组织液压力引起的破骨细胞活性增加，从而引起骨质疏松。

(4) 对慢性阻塞性肺疾病的认识：慢性阻塞性肺疾病患者尤其病程晚期，可有许多肺外表现。国外有许多有关慢性阻塞性肺疾病患者具有骨、肌肉疾病，骨质疏松和体重降低等表现。可能与性腺激素减少、活动减少和维生素缺乏等因素有关，加之慢性阻塞性肺疾病患者大多有吸烟史，对骨代谢可能有一定的影响。

2. 诊断　无特异性。

3. 预防及治疗　从以上研究看出，慢性阻塞性肺疾病糖皮质激素治疗最重要也是最易被忽视的副作用即骨质疏松，其导致骨量丢失和激素日用量、使用时间和治疗的累积剂量相关。大剂量吸入激素同样有致骨质疏松的可能，但比口服激素危险性低，口服激素还有引起骨折的可能。针对以上慢性阻塞性肺疾病的骨质疏松易患因素，呼吸科专业人士有必要及时对这些患者采取防治措施，包括加强营养支持，鼓励患者保证足够钙摄入，尤其在决定全身使用激素时要权衡利弊。这不仅对骨质疏松有一定的预防作用，对慢性阻塞性肺疾病的康复也大为必要。

对慢性阻塞性肺疾病骨质疏松治疗可在一定程度上减缓骨密度的降低，但对激素所致的骨折尚无有效的防治措施。有关慢性阻塞性肺疾病骨质疏松治疗，仍与原发性和其他继发性骨质疏松治疗相似，包括钙剂、双膦酸盐、活性维生素及适量的性激素的补充，有研究表明有一定疗效。

（十一）失用性骨质疏松

因长期卧床或肢体制动引起的骨质疏松即失用性骨质疏松。失用性骨质疏松与患者年龄、原发疾病、心理状态、卧床时间、是否可以坐起活动、四肢运动功能有无障碍、营养状况等有直接关系。

1. 机制　卧床使双下肢、躯干骨处于完全不负重状态，肌肉收缩量及幅度减少，对骨的刺激和应力减少，由于昏迷、瘫痪使肢体运动和肌肉收缩完全丧失，则骨骼处于无负荷、无应力刺激状态，骨量就会逐渐减少。有学者认为负重和运动对骨的生长和再建是一种机械性刺激，失去这种刺激，骨的生长和再建均受影响。

(1) 截瘫与骨质疏松症：中国康复研究中心对 260 例唐山地震伤后 12 年的截瘫患者骨密度进行调查，结果发现骨质疏松的发病率达 100%，截瘫患者不仅下肢，而且其上肢的骨密度也减低，即骨质疏松是全身性的。截瘫患者骨质疏松的主要原因就是长期卧床及瘫痪肢体无肌肉收缩应力所致。另一原因可能与体内激素的稳定环境被破坏、身体出现钙代谢改变等有关。

(2) 偏瘫与骨质疏松症：研究发现，老年偏瘫患者偏瘫侧的股骨发生骨萎缩和病理性骨折频率增加。不论何种脑血管疾病所致的偏瘫均强迫患者要卧床一段时间，由于偏瘫侧肢体肌肉麻痹，肢体的运动受到极大的限制，肌肉收缩对骨刺激应力的消失，再加上卧床的免负荷，以及瘫痪后内分泌的改变，骨质疏松是不可避免的。

(3) 脊髓灰质炎麻痹肢体的骨质疏松症：脊髓灰质炎患者下肢肌肉麻痹越严重，受累肢体的骨骼发育就越差，骨质疏松就越严重，肌肉广泛麻痹的肢体骨骼变细、变短、骨皮质变薄，且表现有明显的骨质疏松。

(4) 骨折后肢体的骨质疏松症：骨折后由于局部肿胀、疼痛、固定和肢体运动量的明显减少，下肢骨折长时间的不负重或负重量减少，造成损伤肢体的骨矿物质丢失，引起骨质疏松，这是骨折后最常见的并发症。骨折后肢体被固定的范围越广，时间越长，骨质疏松就越严重。

(5) 各种疾病长期卧床引起的骨质疏松症：不论任何疾病，只要是迫使患者长期卧床就会造成骨矿物质丢失，引起骨质疏松，卧床时间越长，肢体运动功能越差，引起骨质疏松的程度就越重。据报道，卧床 24～36 周，跟骨骨矿丢失 25%～45%，脊柱和股骨近端骨矿含量明显减少。

2. 预防及治疗　关于补钙和药物治疗与原发性骨质疏松的治疗方法相同，本题仅就运动疗法对长期卧床引起骨质疏松症的预防和治疗提出几点意见。

(1) 早期康复进行运动训练的重要性：对长期卧床患者进行早期康复运动疗法是非常重要的。早期康复不仅在防止肌肉萎缩、关节僵直、关节挛缩畸形和恢复全身的健康状态上有重要作用，而且对预防和治疗骨质疏松更为重要。

因此，进行各种必要的运动训练很有必要，越是需要长时间卧床的患者越要予以重视。

(2) 运动疗法的原则和注意事项：① 对长期卧床患者只要病情允许就要尽早进行运动疗法训练。运动疗法应循序渐进，运动量逐渐增加，运动范围从小到大。② 根据病情安排运动训练项目。只要病情允许应尽早在床上坐起活动，有条件离床时应练习负重站立和行走。③ 不需要固定的肢体和关节要尽早活动训练。④ 主动运动为主，被动运动为辅，对瘫痪或麻痹的肢体应进行被动运动训练。对瘫痪患者只要条件允许练习站立负重，最少每天 2 小时以上。⑤ 当进行负重站立行走时一定要小心，避免跌伤造成骨折。⑥ 运动训练时一些辅助器具是必要的，如哑铃、拉力器、沙袋、脚踏车、拐杖、助行器、斜床、各种矫形器和牵引设备等。

（十二）药物诱发骨质疏松

骨质疏松并不全都是缺钙或缺维生素 D，有些药物也会使人体矿物质代谢异常，长期服用会造成骨质疏松，医学上称为药源性骨质疏松。如果你经常服用以下几种药物，最好到医院检查一下骨密度，以防骨质疏松症。

1.长期使用抗癫痫药物　可导致低钙血症、高碱性磷酸酶血症、骨软化症、骨质疏松症以及继发性甲状旁腺功能亢进症等，进而引发骨质疏松自发性骨折。

2.肝素会引起骨质疏松症　主要与大剂量、长期使用有关，即每日剂量大于1000U，疗程在 4 个月以上者。肝素等抗凝药，可促使骨骼中胶原溶解，抑制体内特种蛋白酶，导致骨质疏松。

3.长期接受超生理剂量的糖皮质激素　如每日服用泼尼松 7.5mg 以上剂量，持续时间在 2 ～ 3 个月或以上的患者，均有不同程度的骨矿物质的丢失和骨折危险增加。泼尼松、地塞米松、可的松等，可阻碍骨原细胞向成骨细胞转化，使骨形成速度减慢，造成胃肠道对钙质吸收减少。

4.其他　还有许多药物也会引起骨质疏松症。例如，一些调脂药、含铝抗酸剂、抗肿瘤药、雷公藤总苷、锂制剂、免疫抑制药、促性腺激素释放激素拮抗药和抗精神及抗抑郁药物等。具体药物的名称和对骨代谢的影响见下表。影响骨质疏松的药物很多，我们在这里重点阐述一下糖皮质激素所致骨质疏松。

引起骨质疏松的药物

分　　类	药　　名	对骨代谢的影响
调脂药	地维烯胺	长期服用使肠内结合胆盐减少，引起脂肪吸收不良，维生素 D 不足，BMD 下降
含铝抗酸剂	氢氧化铝、复方碳酸铝、硫糖铝	阻碍磷吸收，干扰脂溶性维生素的吸收，成骨代谢异常，导致骨质疏松症或软骨病
抗肿瘤药	甲氨蝶呤	导致 Ca、P、Mg 和蛋白质摄入减少，骨代谢异常，肝肾功能损害，维生素 D 缺乏
雷公藤总苷	雷公藤多苷等	女性长期服用引起早闭经和骨量减少
锂制剂	锂制剂	长期服用导致骨密度下降
免疫抑制药	环孢素和他克莫司	器官移植常用的免疫抑制药对肝肾毒性大，并加快骨吸收速率
促性腺激素释放激素拮抗药	那法瑞林	减少性激素分泌，导致骨质疏松症
抗精神及抗抑郁药物	丙米嗪、阿米替林、氟西汀等	长期服用引起闭经，性腺功能损害，性激素缺乏，骨密度下降

（刘　甜　杨丽丽　朱　婕　徐　涛）

第8章　男性骨质疏松症

男性骨质疏松症（osteoporosis in men）的发病率大大低于绝经后的女性，故以往人们对男性骨质疏松症的重视程度远不及女性。女性骨质疏松症患病率高于男性，故男性骨质疏松症常被忽视，导致大量男性骨质疏松症没能被及时诊断、治疗。

近几年的研究成果表明，青年时期的男性比女性虽能达到更高的峰值骨量，骨量丢失的起始时间也明显晚于女性，但男女两性都有一个与年龄增长相对应的骨丢失过程，即老年性骨质疏松症（Ⅱ型）。男性骨质疏松症与女性骨质疏松症有很多相似之处，但在病因学、病理学等方面仍有明显的性别差异。引起男性骨质疏松症的主要原因可能是雄性激素缺乏，导致活化的维生素 D 减少，影响胃肠道对钙的吸收，从而使造骨原料缺乏等，也有可能与男性不良的生活习惯有关，如吸烟等。65 岁以上的男性普遍存在程度不等的骨质疏松症，其严重并发症是骨质疏松骨折。男性骨质疏松后发生的髋部骨折，其发生率高于脊椎骨折和腕部骨折，包括股骨颈骨折和粗隆间骨折。

本章主要介绍男性骨质疏松症的发病情况、临床表现及诊断、治疗和预防等情况，帮助男性读者朋友更好地了解该疾病，以便早期发现和治疗，减少其危害。

一、男性骨质疏松症的现状及危害

目前全世界约有 2 亿骨质疏松症患者，随着社会老龄化、医疗服务的改善以及寿命的延长，骨质疏松症成为一个日益突出的问题。据 2006 年数据估计，我国 50 岁以上患骨质疏松症的患者数量高达 6944 万，并约有 2.11 亿患者存在骨量低下。有调查研究表明，我国 40 岁以上人群男性和女性骨质疏松症患病率分别为 11.5% 和 19.9%，60 岁以上人群男性和女性骨质疏松症患病率分别为 15%和 28.6%，虽然男性骨质疏松症患病率较女性低，但并非少见，随着人口老龄化，男性骨质疏松症日渐成为重要的公共健康问题。老年男性骨密度丢失速率约1%/年，20%的50岁以上男性在一生中会发生一次骨质疏松性骨折。Johnell 和 Kanis 进行的全球性骨质疏松性骨折调查显示，全球每年有900万骨质疏松患者发生骨折，其中男性占39%，男性骨折的30%是髋部骨折。与女性相似，曾发生脆性骨折的男性患者，骨折的再发生率显著增加。Dubbo 骨质疏松流行病研究对60岁以上的男性和女性社区居民进行了为期16年的追踪调查，所有脆性骨折与5～10年的死亡风险增加有关，更值得关注的是，在各年龄层中，男性骨折后的死亡率高于女性，其确切原因尚不清楚。

二、男性骨量变化的规律

由于男性青春期前生长时间长于女性，而且青春期的生长时间也长于女性，健康男性在青春期获得较大的骨量增长，骨量峰值高于女性，长骨的皮质厚度和管状骨的周径大于女性，但骨密度与女性接近。男性在20—39岁达到骨峰值。无论皮质骨还是松质骨，男性骨丢失与年龄密切相关。男性在40岁以后发生皮质骨丢失，每年丢失0.2%～0.7%不等，终身丢失20%～30%。男性松质骨丢失在30岁以后出现，但在70岁以前松质骨丢失速率相对稳定，70岁以后出现较快的骨丢失，并且骨的微结构也会退化，松质骨的年丢失率超过1%，特别在髋部更为明显，但骨量下降速度较女性慢，且无女性绝经后雌激素水平下降所致快速骨丢失期。

现有基础及临床研究显示，老年男性骨量缓慢下降的机制主要是成骨细胞活性下降，骨形成小于骨吸收，这与女性绝经后骨转换加快，导致骨吸收超过骨形成所不同。老年男性与女性骨小梁的丢失量是相似的，但女性主要是骨小梁成孔性增加，丧失骨骼连接性，男性主要表现为骨小梁纤细，骨的连接性得以相对保持，骨小梁成孔性增加及连接性丧失明显晚于女性。女性绝经后腰椎部位骨矿盐密度丢失最为明显，而男性以股骨近端的股骨、股骨大转子区骨丢失更加显著。

三、雄激素的生理学特点和对骨的作用

男性骨质疏松症的发生与体内雄激素水平有着密不可分的关系，男性骨密度

与其血中睾酮水平呈正相关，睾酮缺乏是男性骨质疏松症的重要原因之一。既往研究中表明，随着年龄的增长，体内睾酮浓度下降，会导致骨密度和骨质量显著下降，雄激素通过刺激成骨细胞增殖和发育来促进骨骼生长，对维持骨量和提高骨密度起着重要作用。体内雄激素水平下降引起骨吸收增多、骨形成减少，骨代谢处于负平衡状态，导致骨密度降低。骨质量下降主要表现为骨小梁丢失。可见雄激素缺乏会导致骨代谢障碍进而发展为骨质疏松。

雄激素是由睾丸和肾上腺分泌的类固醇激素，男性体内主要的性腺雄激素是睾酮，其分泌水平呈规律性变化，进入青春期后睾酮分泌水平逐渐增高，在20—30岁达到最高峰，其血浓度为 600 ～ 700ng/dl。之后，随着年龄增长，男性体内睾酮分泌水平逐渐下降，60 岁以上男性中约 20% 存在雄激素（血液中睾酮水平）缺乏，80 岁以上男性中约 30% 存在雄激素缺乏，其睾酮血浓度为 450 ～ 500ng/dl。

青春期时，雄激素促进骨骼生长和骨矿物质沉积。成年后，雄激素通过促进骨形成和抑制骨吸收来维持骨量和调节骨代谢，对男性骨稳态的维持起重要作用。雄激素对骨形成的调控主要通过直接或间接作用于骨细胞内的雄激素受体或雌激素受体实现的，雄激素可能通过 3 条途径作用于骨：① 直接与雄激素受体结合发挥成骨作用，人体内成骨细胞和破骨细胞都有雄激素受体。② 在还原酶的作用下，睾酮先转化为与雄激素受体有高亲和力的双氢睾酮，再与雄激素受体结合而发挥作用。双氢睾酮是人类骨细胞中亲和力最强的雄激素受体结合配体，作用于成骨细胞可使雄激素受体数量增加 2 ～ 4 倍，雄激素与成骨细胞的结合力也相应增加 4 倍。③ 雄激素转变成雌激素，然后与雌激素受体结合，参与骨的生理调节。雄激素参与成骨细胞的一系列功能，包括骨细胞的增殖、分化、合成及分泌各种生长因子，形成的各种局部生长因子，在骨代谢中起调节和相互平衡的作用。

四、男性为什么会出现骨质疏松症

男性骨质疏松症是多因素疾病，凡使骨吸收增加和（或）骨形成减少的因素都会导致骨丢失和骨质量下降，使骨脆性增加的因素都可成为骨质疏松的危险因素。综合目前的研究结果，一般导致男性骨质疏松的因素如下。

1. 性腺功能减退

(1) 雄激素：一般来说，男性自 10 岁起血中睾酮的浓度逐渐升高，青春期达高峰，此后一段时间内血睾酮水平相对恒定，40—50 岁以后开始下降，65 岁以后下降更明显，但少数人可终身保持正常。雄激素缺乏被认为是引起男性骨质疏松症的主要原因，睾丸激素在骨和钙的代谢中是一个重要的因素。在骨细胞中有雄激素和雌激素受体，雄激素在成骨细胞和骨细胞上占优势，性激素的活性受骨中各种酶的影响。雄激素作用于骨的方式见上述。总之，雄激素通过增加成骨细胞分化而调节骨基质、骨结构和骨矿化。雄激素也能调节破骨细胞活性，Mizuno 等研究发现，破骨细胞也存在雄激素受体，但破骨细胞上雄激素受体作用机制有待于进一步研究。

(2) 雌激素：与雄激素一样，同样与男性骨质疏松症有着密切的联系。正常男性 80% 的雌激素来自芳香化睾酮和雄烯二酮，另有 20% 的雌激素直接由睾丸分泌。研究表明，男性体内生物活性雌二醇浓度下降会导致骨转换加快和骨密度降低。国内研究表明，正常男性血清中雌激素浓度为 66 ～ 147pmol/L，当血中雌激素浓度低于 40pmol/L 时，骨质疏松症和骨质疏松性骨折的发生率大大提高。成年人雌激素通过与成骨细胞雌激素受体结合，调控成骨细胞功能，对骨重建和降低骨吸收起重要作用。雌激素对骨代谢的作用机制仍不明确，可能通过如下途径起作用：① 影响一些骨代谢的局部调节因子（包括 IL-6、IGFs、FGF 等）改变骨微环境，从而影响骨代谢，雌激素水平降低时促进破骨细胞增殖、分化、融合，骨吸收增加，骨代谢偶联失衡，从而导致骨质疏松，雌激素水平升高时，则刺激骨形成。② 雌激素能降低骨骼对甲状旁腺素的敏感性，控制甲状旁腺素的骨吸收作用。③ 增加降钙素的合成，降钙素可通过抑制破骨细胞的活性减少骨钙流失。④ 增强肾脏 1α– 羟化酶的作用，提高体内维生素 D 水平，促进肠钙吸收，降低尿钙排泄量。在调节男性骨吸收中，雌激素可能是优势激素。

2. 重度吸烟　Tromso 研究（2008 年）证明，男性吸烟降低髋骨和前臂的 BMD，增加骨折风险。

3. 重度酗酒　酒精对骨的副作用的确切机制尚未被阐明，但似乎是通过影响成骨。但是其他健康的生活方式无疑也会对已下降 BMD 有好处，减少慢性酗酒者的骨折次数。

4. 饮食因素　研究显示，男性饮食紊乱，即各种亚型的神经性厌食症和暴饮暴食，和女性一样糟，如果不是更坏的话，其后果可由病程、低体重和严重的骨质疏松预测。饮食紊乱持续的时间在继发的骨质疏松中也是一个重要的因素。此外，如之前指出的那样，早期的营养不良也可能使衰老加速，加重伴随的功能障碍。

5. 体重降低 中年男性在男性更年期之前及之中的低 BMI 和体重降低，与髋骨 BMD 有密切的关联。

6. 前列腺癌 前列腺癌是骨质疏松的重要危险因素，尤其是当患者在接受雄激素剥夺治疗时。开始治疗前应测量 BMD，应在诊断后尽可能快的预防播散和骨转移。各种非激素疗法已被建议改善患者的生活质量和生存治疗。

男性骨质疏松最常见的原因是雄激素缺乏，它是髋骨骨折的危险因素。必须检测血液中的睾酮水平，因为某些患者没有性功能障碍，并且虽然睾酮水平下降，睾丸也正常。性腺功能低下的特定原因包括 Klinefelter 综合征、泌乳素瘤、Kallmann 综合征、Prader–Willi 综合征、Noonan 综合征、血色病、睾丸炎后状态、去势等。

五、男性骨质疏松症都有哪些症状

除有原发性骨质疏松症的临床表现外，包括疼痛、脊柱变形、身高变矮、骨折等，尚有男性骨质疏松症的特殊性。

男性和女性间存在骨折频率和位点的差异。男性更多为四肢骨折。原因可能为：①男孩比女孩更爱参加体育运动；②年轻男性的体力更强。男性椎体和长骨的直径比女性长，是抗击骨折的重要因素。男性股骨颈骨折的频率在 35—60 岁降低，70 岁以后又升高。两个主要因素决定了男性和女性骨骼情况差异。第 1 个为峰值骨量，第 2 个为后期睾酮缓慢下降。由于体育活动和摄入的钙较多，年轻男性的峰值骨量比年轻女性多 25%。此外，年龄相关的骨丢失 30 岁左右时开始，男性比女性要慢：前者为每年 0.3%，后者为每年 0.8%。男性睾酮水平随年龄缓慢下降，因此男性并不是如女性一样出现性激素的突然下降。女性在一生中可丢失达 40% 的骨小梁，但男性仅丢失 14%。因此，男性骨质疏松症相对低的发病率原因如下：①成年后更高的峰值骨量；②长骨和椎体直径较长；③晚期骨丢失较慢；④男性没有类似于绝经的突然激素水平降低；⑤男性更年期的特点是较晚、逐渐的雄激素水平降低。

六、男性骨质疏松症如何诊断

男性骨质疏松的诊断需依靠临床表现、骨密度测定、影像学检查及骨转换生化学及性激素指标等综合手段。

1. *骨密度测定*   由于男性骨量丢失在脊椎不及其他部位明显，故多没有女性骨质疏松症那样腰背痛或驼背出现等症状，所以骨密度的测量是诊断骨质疏松的重要定量依据。骨密度检查可以诊断骨质疏松，测量骨骼不同部位的骨含量，目前骨矿密度测定包括单光子、单能 X 线、双能 X 线吸收法、定量计算机断层扫描术（即定量 CT）、骨超声、定量磁共振等方法，其中双能 X 线吸收法（DEXA）是目前公认的较好检测方法。男性骨质疏松指南建议进行髋部的骨密度检测，用中央 DXA 仪器诊断骨质疏松。一般主张 70 岁以上的男性应行检查，小于 70 岁者需接受测量的对象是：① 既往有过低创伤性骨折者；② 性腺功能减退者；③ 糖皮质激素应用者；④ 慢性酒精中毒者；⑤ 慢性胃肠疾病，类风湿关节炎患者；⑥ 肿瘤化疗或放疗者；⑦ 肾移植或接受血液透析者；⑧ 前列腺癌接受抗雄激素治疗者；⑨ 虚弱与体重过轻者等。我国尚缺乏男性骨质疏松的诊断标准，暂时沿用世界卫生组织对白种人男性的诊断标准，即骨密度（BMD）或骨矿含量（BMC）在同性别正常青年人骨量峰值的 1 标准差之内为正常；BMD 或 BMC 低于正常青年人骨量峰值 1 ~ 2.5 标准差之间为低骨量或骨量减少，BMD 或 BMC 低于正常青年人骨量峰值的 2.5 标准差为骨质疏松；严重骨质疏松为 BMD 或 BMC 低于正常青年人平均值的 2.5 标准差，且伴有 1 处或 1 处以上骨折。采用 DXA 不仅可用于骨质疏松症的诊断，也可用于病情随访、疗效评价，一般建议复查间隔时间为 1 年，病情发生变化或为调整治疗方案可半年复查 1 次。但目前认为男性仍缺乏标准的参数，现有诊断标准部分基于女性标准，对男性骨质疏松的诊断存在或多或少的不足。

2. *影像学检查*   骨 X 线检查可根据骨密度、骨皮质的厚薄、骨小梁形态和数量、椎体变形等情况判断骨质疏松或确定骨折的部位、类型、位移方向以及程度，但是只能进行定性检查而不能进行定量分析，且灵敏度较差，只有骨丢失 30% 以上时才能显示骨质疏松症的影像学表现；CT 和 MRI 对椎体骨折和微细骨折有较大诊断价值；CT 三维成像能清晰显示关节内或关节周围骨折；MRI 对鉴别新鲜和陈旧性椎体骨折有较大的意义，尤其是可排除结核和恶性肿瘤。

3. **实验室检查** 一般根据骨代谢生化指标测定结果可判定骨转换状况。骨代谢生化指标分为骨形成指标和骨吸收指标两类，前者主要有血清骨源性碱性磷酸酶、降钙素、Ⅰ型前胶原羧基末端前肽、Ⅰ型前胶原氨基末端前肽等，后者包括尿钙/尿肌酐比值、吡啶啉、脱氧吡啶啉、血抗酒石酸酸性磷酸酶、Ⅰ型胶原羧基端肽、Ⅰ型胶原氨基端肽等，通过测定骨形成与骨吸收的生化指标，可以了解骨生理代谢的变化，骨矿化，骨基质内胶原降解和合成的状况，以及骨形成和骨吸收的转化率，对早期发现骨质疏松症，治疗监测和治疗药物的研究均有着重要的作用。由于单靠病史和体检往往难以察觉性腺功能减退，建议所有骨质疏松症男性测量总睾酮水平。在某些情况下（例如，有胰岛素抵抗或肥胖的男性，或性激素结合球蛋白低的人）性激素结合球蛋白水平的测量可提供额外诊断资料。此外血钙、血磷、甲状旁腺激素水平、血 $1,25-(OH)_2D_3$ 测定、甲状腺功能测定等有助于原发性骨质疏松症与继发性骨质疏松症的鉴别诊断。但实验室检查不可替代骨密度检查，骨密度测定仍是男性骨质疏松症主要的诊断手段。

七、男性骨质疏松症的治疗

治疗目的在于增加骨密度、改善骨质量、降低骨折发生率，治疗措施主要包括一般治疗、药物治疗、必要时外科手术治疗。目前针对男性骨质疏松的大样本、随机对照的循证医学研究还较有限，部分研究显示骨吸收抑制药双膦酸盐类药物和骨形成促进剂甲状旁腺素片是治疗男性骨质疏松的有效药物。对于性功能低下继发性骨质疏松，雄激素是有效的治疗药物。活性维生素 D、钙、蛋白质等预防性用药应在骨丢失开始时实施，而观察疗效的指标应为骨密度、骨形态学及骨转换的指标。

1. **男性骨质疏松的对症治疗** 有疼痛者可给予适量非甾体抗炎药，如阿司匹林，每次 0.3 ～ 0.6g，每日不超过 3 次；或吲哚美辛片，每次 25mg，每日 3 次；或桂美辛每次 150mg，每日 3 次；或塞来昔布，每次 100 ～ 200mg，每日 1 次。发生骨折或顽固性疼痛时，可应用降钙素制剂。骨畸形者应局部固定或采用其他矫形措施防止畸形加剧。骨折者应给予牵引、固定、复位或手术治疗，同时应辅以物理康复治疗，尽早恢复运动功能，必要时由医护人员给予被动运动，避免因制动或失用而加重病情。

2. 男性骨质疏松的药物治疗 由最新的美国骨质疏松症基金会推出的《骨质疏松症防治医师指南》中建议,具备以下情况之一者,应考虑药物治疗。①确诊骨质疏松症的患者(骨密度:T ≤ 2.5),无论是否有过骨折;②髋部或椎体发生骨折;③骨量低下者(骨密度:1.0 ≤ T < 2.5),并且 FRAX 计算的 10 年髋部骨折概率 ≥ 3.0% 或者任何其他部位的骨质疏松性骨折发生概率 ≥ 20%。

(1) 性激素补充治疗:目前雄激素补充治疗仅适用于因雄激素缺乏所致的男性骨质疏松患者,性腺功能正常者,不建议使用雄激素治疗。是否使用雄激素应依据血中睾酮测定的水平。

参考数值:总睾酮(TT)≤ 10.0nmol/L;游离睾酮(FT)≤ 2.1nmol/L;生物可利用睾酮 ≤ 3.5nmol/L。睾酮补充治疗可改善骨质疏松,睾酮在骨骼、身体组成,肌肉力量和精力、精神、心理、性功能和脂质代谢等方面都具有有利影响。睾酮的安全性主要表现在对肝脏毒性和对前列腺的影响,其他副作用包括对心血管疾病的影响,引起水潴留、红细胞增多、血浆纤维蛋白溶酶增加等。患前列腺增生者应慎用雄激素,患前列腺癌、睡眠呼吸暂停综合征、红细胞增多症、肝脏疾病者禁忌使用雄激素。一般宜选用雄酮类似物苯丙酸诺龙或司坦唑醇,目前用激素替代治疗男性骨质疏松症并不成熟,需进一步考察研究。有些学者使用雌激素受体调节药——雷诺昔芬治疗男性骨质疏松症,在骨组织发挥雌激素样作用而不引起女性化的副作用,结果显示骨密度显著增高,但其在临床应用的安全性和有效性仍有待考察。

(2) 双膦酸盐类:双膦酸盐作为女性骨质疏松的一线治疗药物,对男性骨质疏松同样有效,含氮双膦酸盐通过抑制破骨细胞甲羟戊酸通路减少破骨细胞活性,抑制骨吸收、增加骨密度。目前美国食品药品监督管理局(FDA)批准治疗男性骨质疏松的此类药物包括阿仑膦酸钠、利塞膦酸钠、唑来膦酸和伊班膦酸钠,我国批准治疗男性骨质疏松的双膦酸盐仅有阿仑膦酸钠。阿仑膦酸钠可以改善男性骨质疏松症患者的骨密度并且降低骨质疏松骨折的发生风险。一项针对男性原发性骨质疏松症以及性腺功能减退症所致继发性骨质疏松症患者,服用阿仑膦酸钠预防骨质疏松骨折发生与服用钙剂和维生素 D 的对照组疗效评估试验显示,阿仑膦酸钠治疗组的男性患者,其椎体骨折的发生率有所减少。此种药物安全性较高,常见副作用为消化道反应,因此胃以及十二指肠溃疡者、反流性食管炎者慎用，颌骨坏死和不典型骨折罕见。常用量为 10mg/d 或每周口服 1 次，每次 70mg，为避免消化道不良反应可空腹服药，以 250ml 水送服，服药后 30min 内保持直立。其他静脉用双膦酸盐如唑来膦酸和伊班膦酸，这类药物的适应证是不能耐受口服双膦酸盐或不能自主进食，服药后不能按照药物说明直立 30～60min，或者需要禁食水的男性骨质疏松症患者。

(3) 甲状旁腺激素：甲状旁腺激素（PTH）是一种由 84 个氨基酸所组成的单链多肽类，是人体内重要的钙磷调节因子，也是参与骨代谢及骨转换的重要激素之一，小剂量 PTH 具有明显的成骨作用，因此对于某些表现为无法解释的骨形成减少的男性骨质疏松症患者，可以考虑应用 PTH 进行治疗。特立帕肽是人工合成的人体甲状旁腺激素 1～34 片段，其保留了甲状旁腺激素 N 端成骨活性，该药已被 FDA 批准用于绝经后妇女和男性骨质疏松症治疗。在一项 437 例男性骨质疏松症患者的大样本试验研究中，437 例男性患者随机分为甲状旁腺激素（特立帕肽）治疗组和安慰剂组，整个研究持续时间为 11 个月。结果显示，特立帕肽治疗组其脊柱和股骨颈骨密度较安慰剂组均明显增加，其中特立帕肽小剂量和大剂量增加脊柱骨密度的比率分别为 5.9% 和 9.0%，增加股骨颈骨密度的比率分别为 1.5% 和 2.9%。由于研究持续时间短，所以无法进行特立帕肽对降低骨质疏松骨折发生风险的疗效评估，但是对于绝经后女性，特立帕肽治疗却可以明显减少脊柱以及非椎体骨折的发生风险。特立帕肽适用于重度男性骨质疏松症患者和那些不能耐受双膦酸盐治疗或对双膦酸盐治疗没有足够反应的患者。此药需要每日注射，费用较高，且在动物实验中存在骨肉瘤的发生风险，但在人类研究中没有被证明。

八、男性骨质疏松症的预防

由于男性骨质疏松的预防比治疗更为重要，但在实际中治疗和预防往往不可分。保持骨量，在骨峰值的年龄段尽量达到较高的峰值，并努力减少随年龄增加的骨量丢失均很重要，应去除一些加速骨量丢失的因素，故戒烟、戒酒、合理膳食、积极运动、避免摔倒等均是有效的预防措施。

1. 改善生活方式　①注意补给足够的蛋白质，选用优质蛋白饮食；②提倡低钠、高钾、高钙、高非饱和脂肪酸饮食；③戒烟，戒酒，加强运动，多从事室外活动；④加强负重锻炼，增强应变能力，减少骨折意外发生；⑤避免肢体制动，增强抵抗力和加强个人护理；⑥每年测量身高，观察较前有无明显变化。

需氧运动和负重锻炼的重点应放在提高耐受力和平衡能力上，降低摔倒和骨折的风险。推荐运动如散步、慢跑、爬楼梯、跳舞、网球等。

2.补充钙剂和维生素D　中国营养学会制订成人每日钙摄入推荐量800mg/d是获得理想骨峰值，维护骨骼健康的适宜剂量，50—70岁男性：1000mg/d，超过70岁的男性：1200mg/d，如果饮食中钙供给不足可选用钙剂补充，如碳酸钙、葡萄糖酸钙、枸橼酸钙等。钙摄入可减缓骨的丢失，改善骨矿化。用于治疗骨质疏松症时，应与其他药物联合使用。目前尚无充分证据表明单纯补钙可以替代其他抗骨质疏松药物治疗。钙剂选择要考虑其安全性和有效性，高钙血症时应该避免使用钙剂。此外，应注意避免超大剂量补充钙剂潜在增加肾结石和心血管疾病的风险。

维生素D的吸收、对骨骼健康、保持肌力、改善身体稳定性、降低骨折风险有益。维生素D缺乏可导致继发性甲状旁腺功能亢进，增加骨吸收，从而引起或加重骨质疏松。成年人推荐剂量为200U/d，老人因缺乏日照以及摄入和吸收障碍常有维生素D缺乏，故推荐剂量400～800U/d，维生素D用于治疗骨质疏松症时，剂量可为800～1200U/d，还可与其他药物联合使用。非活性维生素D主要用于骨质疏松症的预防，而活性维生素D可促进肠钙吸收，增加肾小管对钙的重吸收，故可以用于各种骨质疏松症的治疗。故建议有条件的医院酌情检测患者$1,25\text{-}(OH)_2D_3$血清浓度，以了解患者维生素的营养状态，适当补充维生素D，国际骨质疏松基金会建议老年人$1,25\text{-}(OH)_2D_3$血清水平为等于或高于30ng/ml以降低跌倒和骨折风险。此外，临床应用维生素制剂时应注意个体差异和安全性，定期监测血钙和尿钙，酌情调整剂量。

大量研究提示单纯补钙效果不明显，随部位不同骨密度仅增加1.13%～2.05%，一旦停药效果不能持续，认为钙或维生素D单独服用预防男性骨质疏松症的效果往往不理想，适量的钙剂与维生素D联合使用，不仅能提高骨量，还可以有效地改善骨骼生物力学性能，减少骨质疏松性骨折的发生。

3.避免使用可能导致骨质疏松症的药物　如抗癫痫药物、苯妥英、苯巴比妥、卡巴马嗪、扑米酮、丙戊酸、拉莫三嗪、氯硝西泮、加巴喷丁、乙琥胺等。

（李　鹏　李发贵　吴会涛）

第9章 绝经后骨质疏松症

绝经后骨质疏松症（postmenopausal osteoporosis，POP）是一种与衰老有关的常见病，主要发生在绝经后妇女，由于雌激素缺乏导致骨量减少及骨组织结构变化，使骨脆性增高易于骨折，以及由骨折引起的疼痛、骨骼变形、出现并发症，乃至死亡等问题，严重地影响老年人的身体健康及生活质量，甚至缩短寿命，增加国家及家庭财力与人力负担。与绝经相关的骨质疏松症已是不可忽视的重要保健课题。

本章主要讲解什么是绝经后骨质疏松症，并对其临床表现、诊断、预防及治疗进行介绍。

一、什么是绝经后骨质疏松症

绝经后骨质疏松症是指绝经后妇女由于卵巢功能衰退，雌激素缺乏导致骨量减少及骨组织结构变化为特征，骨脆性及骨折易感性增加的一种全身代谢疾病。

二、绝经后骨质疏松症的流行病学及其危害

1. 不同年龄女性骨质疏松症患病率的差异不一，70岁以后患病率接近100%。

2. 不同地区女性骨质疏松症患病率的差异不一，患病率呈现北方较南方低的特点。

3. 不同城乡女性骨质疏松症患病率的差异不一，农村绝经后妇女患病率高于城市。

4. 绝经后妇女骨量丢失速度：三角区＞股骨颈＞大转子＞腰椎。

绝经后骨质疏松症会造成腰背部疼痛、身长缩短、驼背、骨折甚至骨折致

残、致死的严重后果。

三、绝经后骨质疏松症的病因和发病机制

绝经后女性一个共同特征是骨吸收与骨形成同时增加，即高骨转换率，但骨吸收增加90%，而骨形成仅增加45%，因此在骨重建过程中导致明显骨丢失。绝经后女性骨丢失发生包括2个时期：第1个时期是起始较短的3～5年，称为绝经相关的骨丢失，多在50岁左右，特点是小梁骨为主的快速骨丢失；第2个时期是其后较长的10～20年，称为年龄相关的骨丢失，特点是皮质骨和小梁骨均受累的缓慢骨丢失。这解释了男性骨折发生增加较女性晚约10年的原因，以及为什么脊柱部位脆性骨折的发生早于其他骨骼部位的原因，后者因为脊柱主要由小梁骨组成，占80%左右，而长骨及髋部主要由皮质骨组成，分别占80%和40%。

1. 遗传因素　遗传因素对于骨质疏松的发生发展起重要作用。研究显示，遗传对骨量的贡献可占50%～70%。调节骨量的因素如雌激素受体–α，维生素D受体，转化生长因子β，低密度脂蛋白受体相关蛋白5和6，上述因素的编码基因突变，以及骨基质成分如Ⅰ型胶原的编码基因突变，均与骨量和骨折风险相关。2015年的一项研究显示，至少500个基因突变与骨量和骨折风险相关。基因组关联分析显示，56个基因位点与骨密度相关，其中14个也与骨折风险相关。

2. 雌激素　绝经后女性卵巢分泌雌激素减少，是第1时期快速骨丢失的主要原因，每年骨丢失速率为3%～5%，持续5～10年，主要影响小梁骨。而骨骼形状的性别差异以及男性缺乏明显性腺功能减退等因素，导致绝经后女性较年龄匹配的男性更容易发生骨质疏松性骨折。雌激素受体分布于成骨细胞、破骨细胞及骨细胞，包括雌激素受体α和β亚型，分别结合不同配体而介导不同效应，雌激素受体α介导天然雌激素配体作用，主要表达于皮质骨细胞，而雌激素受体β介导植物雌激素作用，主要表达于小梁骨细胞。雌激素受体是一种核激素受体，配体与之结合后可发生构象变化形成雌激素受体二聚体，随后与相关的共激活因子作用促进或抑制雌激素靶向基因编码蛋白如IL-1、IGF-1和TGF-β的表达。另外，雌激素受体也能结合并抑制转录因子如NF-κβ作用从而

抑制 IL-6 的表达。雌激素缺乏可影响所有类型骨细胞，途径直接通过调节细胞分化、活性及凋亡，或间接通过改变雌激素反应靶向基因的表达，这些基因编码蛋白以自分泌或旁分泌形式通过增加 IL-1、IL-6 和 TNF 的分泌而起作用。雌激素通过上述方式导致骨转换加快，增加骨吸收以及骨形成，并且骨吸收快于骨形成。另外，雌激素缺乏导致前炎症状态及免疫细胞激活，从而进一步加速骨转换。

雌激素缺乏可增加破骨细胞的募集，并减少破骨细胞凋亡从而增加骨吸收，雌激素缺乏可上调多种细胞因子的产生和作用，包括 IL-1、IL-6、M-CSF、TNF-α 以及 RANKL，这些细胞因子对破骨细胞有多种作用，如诱导破骨细胞分化和成熟，促进骨吸收，以及抑制破骨细胞凋亡。RANKL 表达于成骨细胞表面，可结合表达于破骨细胞前体或成熟破骨细胞表面的 RANK，当 RANK 被激活，则一系列信号转导及基因表达被活化，导致破骨细胞前体分化和成熟，并阻止凋亡。同时雌激素缺乏可下调局部 OPG、IGF-1 及 TGF-β 的产生。OPG 是RANKL 的拮抗药，因此阻断成骨细胞及破骨细胞的相互作用。由于破骨细胞活性增加，伴随高骨转换率，从而导致较深的骨吸收陷窝，小梁板穿孔，骨小梁不连续，以及骨内膜下区域加大。

绝经后女性骨丢失第 2 个时期，除雌激素缺乏因素外，很多与年龄相关的因素与这一缓慢骨丢失期有关，包括：① 继发性甲旁亢，与年龄相关的钙摄入减少及维生素 D 缺乏有关，高 PTH 作用于破骨细胞而增加骨转换；② 肾钙重吸收降低；③ 维生素 D 代谢障碍；④ 成骨细胞募集及功能障碍。随着年龄增加，成骨细胞募集至骨吸收部位及细胞功能逐渐减弱，导致骨形成降低，同时，成骨细胞功能受损导致进一步的小梁骨变薄。雌激素缺乏也影响骨细胞存活，同时使成骨细胞对刺激物的反应、骨骼微损伤的感应以及陈旧骨的修复功能受损。

四、绝经后骨质疏松症的临床表现

绝经后骨质疏松症起病隐匿，常无任何症状。一旦出现疼痛、驼背、身长变矮等症状，表示可能发生骨折。

1.疼痛 疼痛是骨质疏松症最常见、最主要的症状。其原因主要是骨转换过快、骨吸收增加。在吸收过程中，骨小梁的破坏、消失，骨膜下皮质骨的破坏均会引起全身骨痛，以腰背痛最多见。另一个引起骨痛的重要原因是骨折，即在受外力压迫或非外伤性脊椎椎体压缩性骨折、楔形改变而引起腰背部疼痛。此外，骨质疏松症患者躯干活动时，腰背肌必须进行超常活动，经常处于紧张状态，出现肌痉挛，从而产生肌肉及肌膜性腰背疼痛。据有关资料统计，骨质疏松症患者中，67% 为局限性腰背部疼痛，9% 为腰背痛伴四肢放射痛，4% 腰背痛伴麻木感，10% 不仅腰背痛，而且伴有四肢麻木和屈伸腰背时出现肋间神经痛和无力感。

2. 身长缩短、驼背　身长缩短、驼背是继腰背痛后出现的重要临床体征之一。由松质骨和密质骨组成的骨骼中，松质骨更易发生骨质疏松改变，特别是脊椎椎体前部，几乎全部由松质骨组成，而且是支持身体的支柱，负重量大，因此更易产生症状。骨质疏松时，椎体内部骨小梁破坏，数量减少，这种疏松脆弱的椎体受压，导致椎体变形，经过数年，会使整个脊椎缩短 10 ～ 15cm，从而导致身长缩短。有资料表明，妇女在 60 岁以后逐渐出现身高缩短，到 65 岁时平均缩短 4cm，75 岁时平均缩短 9cm。椎体前方压缩，特别是像第 11、12 胸椎和第 3 腰椎等活动度大、负重量较大的椎体的前方压缩，可导致脊柱前屈，背屈加重，形成驼背。驼背的程度越重，腰背痛越明显。

3. 骨折　骨质疏松症患者脆而弱的骨受轻微的外力就易发生骨折。骨折给患者造成的痛苦最大，并严重限制患者的活动，甚至缩短寿命。骨质疏松症骨折发生的特点：在扭转身体、持物、开窗等室内日常活动中，即使没有较大的外力作用也可发生骨折；骨折发生部位比较固定，好发部位为胸腰椎椎体、桡骨远端、股骨上端、踝关节等。

4. 并发症　驼背和胸廓畸形者常伴胸闷、气短、呼吸困难，甚至发绀等表现。肺活量、肺最大换气量和心排血量下降，极易并发上呼吸道和肺部感染。髋部骨折者常因感染、心血管病或慢性衰竭而死亡；幸存者生活自理能力下降或丧失，长期卧床加重骨丢失，使骨折极难愈合。

五、绝经后骨质疏松症的辅助检查

同原发性骨质疏松症。

六、绝经后骨质疏松症的诊断

1. 诊断线索　①绝经后或双侧卵巢切除后女性；②不明原因的慢性腰背疼痛；③身材变矮或脊椎畸形；④脆性骨折史或脆性骨折家族史；⑤存在多种 OP 危险因素，如绝经早、高龄、吸烟、饮酒、低体重（< 19kg/m²）、其他继发性骨质疏松相关的因素等。

2. 诊断标准

(1) 正常：骨密度（BMD）或骨矿含量（BMC）较年轻成人均值低 1SD 以内。

(2) 低骨量：BMD 或 BMC 较年轻成人均值低 1 ～ 2.5SD。

(3) 骨质疏松症：BMD 或 BMC 较年轻成人均值低 2.5SD 以上。

(4) 严重骨质疏松症：BMD 或 BMC 较年轻成人均值低 2.5SD 以上，伴有一处或多处骨折。

七、绝经后骨质疏松症的鉴别诊断

1. 多发性骨髓瘤在 X 线片上有骨破坏区，病情进行性加重，骨髓穿刺有助于确诊。

2. 骨转移瘤有原发肿瘤，X 线片上有骨破坏区。

3. 其他类型骨质疏松症绝经后骨质疏松症发生于绝经后妇女，由于雌激素缺乏导致。

八、绝经后骨质疏松症的治疗

1. 一般治疗

(1) 抑制骨吸收药物：双膦酸盐、降钙素等。

(2) 促进骨形成药物：甲状旁腺素及其类似物、氟制剂。

(3) 促进骨骼矿化类药物：钙剂、维生素 D。

2. 特异性治疗

(1) 雌激素替代治疗：通过外源性补充所需激素，替代人体缺失的激素。

①作用机制：雌激素补充治疗主要用于 PMOP 的预防，有时也可作为治疗方案之一。激素替代疗法是治疗不伴有更年期症状的绝经后骨质疏松的首选药物。有更年期症状的患者亦可以使用，但效果相应下降。根据美国研究人员对 4523 名 65 岁以上妇女多年的随访调查，经雌激素治疗，绝经后骨的进行性丢失可以减缓，连续服用 5～7 年，髋部骨折和桡骨骨折发生的危险率降低 20%～60%，椎体畸形发生率减少 90%。其作用机制主要为：雌激素与成骨细胞上的受体相结合，促进成骨细胞分泌胶原酶、释放细胞因子、生长因子等产生蛋白基质构成主要的胶原，迅速钙化，形成矿物质的骨；雌激素直接抑制破骨细胞性骨吸收，促进破骨细胞的凋亡，从而抑制成骨细胞的凋亡；雌激素还通过钙调激素发挥对骨代谢的调节作用，如甲状旁腺激素、维生素 D、降钙素等；雌激素降低骨对甲状旁腺激素的敏感性；甲状旁腺激素在雌激素缺乏时，促进骨吸收的作用增强，增加肾内 1α- 羟化酶活性，使体内活性维生素 D 增多，从而增加肠钙的吸收；雌激素还可以降低肾排钙量。

②治疗原则：雌激素补充治疗的原则是：a. 确认患者有雌激素缺乏的证据；b. 优先选用天然雌激素制剂（尤其是长期用药时）；c. 青春期及育龄期妇女的雌激素用量应使血雌二醇的目标浓度达到中、晚卵泡期水平（150～300pg/ml 或 410～820pmol/L），绝经后 5 年内的生理性补充治疗目标浓度为早卵泡期水平（40～60pg/ml）；d. 65 岁以上的绝经后妇女使用时应选择更低的剂量。

③禁忌证：a. 子宫内膜癌和乳腺癌；b. 子宫肌瘤或子宫内膜异位症；c. 不明原因阴道出血；d. 活动性肝炎或其他肝病伴肝功能明显异常；e. 系统性红斑狼疮；f. 活动性血栓栓塞疾病；g. 其他情况，如黑色素瘤、阴道流血、血栓栓塞史、冠心病、耳硬化症、血卟啉病和镰状细胞贫血等。伴有严重高血压、糖尿病、胆囊疾病、偏头痛、癫痫、哮喘、泌乳素瘤、母系乳腺癌家族史和乳腺增生者慎用雌激素制剂。

④常用制剂和用量：a. 微粒化 17-β- 雌二醇或戊酸雌二醇 1～2mg/d；b. 炔雌醇 10～20μg/d；c. 替勃龙 1.25～2.5mg/d；d. 尼尔雌醇 1～2mg/ 周；e. 雌二醇皮贴剂 0.05～0.1mg/d。单纯给予雌激素适用于无子宫者，如已切除子宫者常用药物为尼尔雌醇，用法如上所述。雌孕激素替代疗法是指雌孕激素合用，加用孕激素的目的是对抗雌激素的子宫内膜增殖作用，同时孕激素有抑制骨吸收和促进骨形成的作用。美国食品药品管理局（FDA）批准的雌孕激素替代疗法适应证

包括 PMOP 的预防。

根据雌孕激素联合方式不同，常用的治疗方法有：a. 雌孕激素周期疗法，指在雌激素用药基础上，周期性加用孕激素 10 ～ 14 天，停药后将有撤退性出血。b. 雌孕激素连续联合疗法，即采用小剂量雌孕激素连续用药，阴道出血率低，是目前广泛使用的疗法。雌、孕激素合剂或雌、孕雄激素合剂的用量小；皮肤贴剂可避免药物流经肝及胃肠道；鼻喷雌激素制剂具有药物用量低、疗效确切等优点。

⑤注意事项：a. 雌激素补充治疗的疗程一般不超过 5 年，治疗期间要定期进行妇科和乳腺检查；如子宫内膜厚度大于 5mm，必须加用适当剂量和疗程的孕激素；反复阴道流血则宜减少用药或停药。b. 一般口服给药，伴有胃肠、肝胆、胰腺疾病者，以及轻度高血压、糖尿病、血甘油三酯升高者应选择经皮给药；以泌尿生殖道萎缩症状为主者宜选用经阴道给药。c. 青春期和育龄期妇女的雌、孕激素的配伍可选用周期序贯方案，绝经后妇女可选用周期或连续序贯方案、周期或连续联合方案。

雌激素替代疗法（ERT）和雌孕激素替代疗法（HRT）是目前已知疗效最确切的抗骨吸收疗法，但其却有潜在的危险性。2002 年 7 月 9 日美国国立卫生研究院下属的心肺血液研究所宣布，提前终止妇女健康初探研究中雌激素加研究所补充治疗组的临床试验，认定这一疗法存在潜在的致病危险，弊大于利。应用雌孕激素替代疗法应严格掌握适应证，加强随访，定期进行妇科和乳腺检查，B 超观察子宫内膜厚度等以减少危险性。对雌孕激素替代疗法长期安全性应用仍需进一步研究。

(2) 选择性雌激素受体调节药（SERM）：选择性雌激素受体调节药是近年来对骨质疏松治疗药物研究的一个突破性进展，它是一类对骨脂肪代谢和脑组织具有雌激素激活作用，而对乳腺和子宫具有雌激素拮抗作用的非甾体类药物。能选择性的结合于体内不同部位的雌激素受体，激活多个位于 DNA 上的应答素，调节基因的转录，在不同组织表现出不同的生理效应。与成骨细胞、破骨细胞、血管内皮细胞的雌激素受体结合，产生雌激素样作用，而在乳腺和子宫内膜表现为抗雌激素样作用。其代表药物雷诺昔芬是第一个用于防治骨质疏松的 SERM，与HRT 相比，它不增加子宫内膜的厚度，不引起阴道出血，可显著降低浸润性乳腺癌危险性，对血脂代谢有良好的作用。此类药物还有三苯乙烯类的他莫昔芬也是很有发展前途的药物。选择性雌激素受体调节药可增加 BMD，降低骨折发生率，但偶可导致血栓栓塞性疾病。

九、绝经后骨质疏松症的预防

1. **一级预防**　一级预防又称病因预防，是在疾病尚未发生时针对病因或危险因素采取的可以预防或推迟疾病的发生的措施。

(1) 注意合理膳食营养，多食用含钙、磷高的食品，如鱼、虾、牛奶、乳制品、骨头汤、鸡蛋、豆类、杂粮、绿叶蔬菜等，不吸烟、不饮酒、少喝咖啡、浓茶及含碳酸饮料，少吃糖及食盐，动物蛋白也不宜过多。

(2) 坚持科学的生活方式，如坚持体育锻炼，多接受日光浴。

(3) 晚婚、少育，哺乳期不宜过长，尽可能保存体内钙质，丰富钙库，将骨峰值提高到最大值是预防生命后期骨质疏松症的最佳措施。

(4) 对有遗传基因的高危人群，重点随访，早期防治。

2. **二级预防**　二级预防又称临床前期预防，是在疾病的临床前期做好早期发现、早期诊断、早期治疗的措施。人到中年，尤其妇女绝经后，骨丢失量加速进行。此时期应：①每年进行 1 次骨密度检查，对快速骨量减少的人群，应及早采取防治对策；②建议在妇女绝经后 3 年内即开始长期雌激素替代治疗；③坚持长期预防性补钙，以安全、有效地预防骨质疏松。

3. **三级预防**　三级预防主要是对症治疗，防止病情恶化，提高生活质量。

(1) 积极进行抑制骨吸收（雌激素、CT、Ca），促进骨形成（活性维生素 D）的药物治疗。

(2) 加强防摔、防颠等措施。

(3) 对中老年骨折患者应积极手术，实行坚强内固定，早期活动，给予体疗、理疗、心理、营养、补钙、遏制骨丢失，提高免疫功能及整体素质等综合治疗。

（宋利娜　史莎莎　庄永娟）

第10章 骨质疏松症的药物治疗

骨质疏松症的治疗包括饮食、运动、预防跌倒、药物治疗，其中，药物治疗是最重要的环节。药物治疗的最终目的是缓解骨痛、增加骨量、降低骨折发生率。近几年，随着世界范围内老龄人口的增加，骨质疏松发病率不断增高，相应的治疗药物也随之完善，从最初的单纯补钙，发展到多种机制治疗骨质疏松症。主要包括骨吸收抑制药、骨形成促进剂和其他类型药物。

为取得最大疗效，我们摸索出联合治疗或序贯治疗的方法来防治骨质疏松。联合治疗有广义与狭义之分，广义的包括药物干预和非药物干预的联合治疗，狭义的为单纯防治骨质疏松药物之间的联合治疗。序贯治疗是基于对骨重建周期的认识，而采用的不同药物或干预措施依次和周期使用的治疗方法。

本章节主要介绍一些当前临床上常用的抗骨质疏松药物以及这些药物的联合治疗与序贯治疗。

一、骨质疏松症治疗药物的分类

1. 抗骨吸收药物　抗骨吸收药物主要包括雌激素（estrogen，E）、选择性雌激素受体调节药（selective estrogen receptor modulator，SERM）、降钙素（calcitonin，CT）和双膦酸盐（bisphosphonates）四类。这些药物均可抑制骨吸收，但是每类药物抑制骨吸收的作用机制又有所不同。

(1) 雌激素及选择性雌激素受体调节药：雌激素对骨骼的发育和骨量的维持有重要的作用。当女性进入绝经期后，体内雌激素水平急剧下降，随后骨吸收增加，骨量丢失，诱发绝经后骨质疏松。围绝经期是女性一生中骨量变化最明显的时期，将绝经后妇女骨量的丢失可分为 3 个节段：①快速丢失期，指绝经近 10 年内，女性在此时段骨量丢失占总丢失量的 2/3，尤其以绝经后 1～3 年内丢失最快；②稳定期，绝经后 20～30 年间。③再丢失期，绝经 20 年后。绝经后骨丢失首先发生在椎骨和长骨末端的松质骨，同时骨小梁变少。

骨质疏松症健康教育手册

雌激素根据化学结构分为天然和合成两类。天然雌激素主要包括雌二醇（estradiol，E_2）、雌酮（estrone，E_1）、雌三醇（estriol，E_3）和结合雌激素（conjugated estrogen，CE）。天然雌激素的优点是对肝脏的代谢影响较弱，比较符合生理，易于监测血雌激素水平。合成雌激素最常用的是利维爱（替勃龙片），它在体内的代谢产物具有弱的孕、雌、雄三种激素的作用，同时，其代谢产物强烈抑制雌酮向雌二醇转化，故无乳腺癌及子宫内膜癌发生的危险。

雌激素补充治疗（ERT）是绝经后骨质疏松症的首选防治方案，激素替代疗法：①单用雌激素，仅适用于已切除子宫，不需要保护子宫内膜的妇女。②单用孕激素，周期性使用，用于绝经过渡期，调整卵巢衰退过程中出现的月经问题。③合用雌、孕激素，适用于有完整子宫的妇女。合用雌、孕激素可分为连续序贯和连续联合。前者是模拟正常的生理周期，在雌激素的基础上，加上不少于 10～15 天的孕激素。停用孕激素后可发生药物撤退性出血称为预期计划性出血，该方法适用于年轻的妇女。连续联合方法是每日均联合应用雌、孕激素。该方法可避免周期性出血，适用于年龄较大或不愿意有月经样定期出血的妇女，但在应用的早期可能发生不可避免的出血。雌、孕激素联合使用的性激素补充疗法可降低雌激素补充治疗引起子宫内膜异常增生而致癌变的风险。雌、孕激素合剂或雌、孕、雄激素合剂具有用量小、综合作用强、疗效可靠等优点，皮肤贴剂具有避免药物首经肝脏及胃肠道等优点，且临床研究表明雄激素加入激素替代治疗可预防骨丢失和刺激骨形成，有利于 OP 的预防和治疗。

即使加用了孕激素，并非都能克服雌激素致子宫内膜癌的危险，所以人们在寻找妇女绝经后使用更安全、更易接受的 HRT 的过程中，选择性雌激素受体调节药（SERM）的应用得到发展。选择性雌激素受体调节药是雌激素受体的一种配基，与雌激素受体结合，并有雌激素的激动和拮抗的作用，这种作用取决于作用位置，并与体内激素的水平有关，一般在骨骼和肝脏中显示激动作用，可增加骨小梁数目、减少骨小梁表面的骨钙素数目，降低血清骨钙素及尿羟脯氨酸的水平，而在乳腺和子宫显示拮抗作用，无雌激素样的对子宫内膜的刺激作用。

作用机制：雌激素及雌激素类似物可直接与骨组织中的雌激素受体相结合，并刺激成骨细胞的增殖和胶原合成，抑制成骨细胞分泌骨吸收刺激因子，降低骨转换，抑制骨吸收，并可促进维生素 D_3 的产生，降低破骨细胞对甲状旁腺激素的敏感性，减少骨吸收，促进降钙素的合成。而且雌激素在骨折愈合早期具有抑制软骨的前体细胞的分裂增殖及向软骨细胞转化的作用，能抑制骨质疏松骨折愈合早期软骨骨痂的形成，并能加快随后的小梁骨增生及向编织骨的转化过程。

代表药物：雷洛昔芬（易维特）。

用法用量：60mg，每日 1 次。

注意事项：雷洛昔芬可增加静脉血栓栓塞事件的风险，在需要长期制动的情况应提前 3 天停药，直到患者可以完全活动才能再次开始服药。

禁忌证：可能妊娠的妇女；患有或既往患有静脉血栓栓塞性疾病；对雷洛昔芬或片中所含任何赋形剂过敏者；肝功能减退、胆汁淤积者；严重肾功能减退者；不明原因子宫出血者。

(2) 植物雌激素的化学结构与雌激素相似，主要包括三类化合物：异黄酮类（isoflavones）、香豆素类（coumarins）和木脂素类（lignans），植物雌激素对阻止因雌激素缺乏所致骨丢失有一定效果，可抑制骨吸收、促进骨形成，抗氧化和清除氧自由基，但对植物雌激素治疗临床试验有限。

作用机制：①促进成骨细胞增殖，促进骨胶原合成和骨基质的矿化，增加骨量；②减少破骨细胞前体细胞增殖、分化，抑制成熟破骨细胞活性，降低骨吸收；③通过雌激素样作用增加降钙素的分泌。

代表药物：依普黄酮。

用法用量：0.2g，每日 3 次。

注意事项：服药期间需补钙，主要对女性骨质疏松患者有效。

禁忌证：对本品过敏者；低钙血症患者。

(3) 降钙素：降钙素在人体内由甲状腺的滤泡旁细胞产生和分泌，而脊椎动物中比哺乳动物低等者，如鱼类的后部腮腺分泌降钙素，且比哺乳动物的活性高。降钙素为 32 个氨基酸的单链多肽，但不同种属间存在的氨基酸序列的明显变异。

作用机制：降钙素抑制骨吸收的作用与破骨细胞的特殊结构伪足小体有关，破骨细胞通过伪足小体黏附于骨髓基质。而降钙素可使伪足小体解聚，促使破骨细胞收缩，降低运动性，最终破骨细胞与骨分离。总之降钙素的主要作用是直接抑制破骨细胞的活性，减少其数量，减少骨骼中的钙离子流失到血液中实现降低血钙水平的；同时还能间接调节成骨细胞活性并促使其增生，促使骨形成。

代表药物：密盖息（鲑鱼降钙素鼻喷剂）。

用法用量：100U/d（每日 1 喷或隔日 2 喷）。

注意事项：①鲑鱼降钙素还可以皮下、肌内注射应用，但优先使用鼻喷剂。②鲑鱼降钙素为多肽制剂，因此有可能发生系统性过敏反应，可疑过敏的患者用药前应使用稀释后的无菌鲑鱼降钙素注射液做皮试。③小剂量应用鲑鱼降钙素有效且安全，但大剂量作短期治疗时应警惕出现继发性甲状腺功能减退症。

禁忌证：已知对鲑鱼降钙素或鼻喷剂中所含任何赋形剂过敏者。

(4) 双膦酸盐：双膦酸盐类人工合成化合物，它在体内主要集聚在活性骨的表面，与羟基磷灰石有强的结合作用，在体内和体外均显示出强的抑制骨吸收作用。双膦酸盐类药物至今已发展成为最有效的骨吸收抑制药。

作用机制：①抑制破骨细胞前体细胞的分化和募集。②促进破骨细胞的凋亡。③直接抑制破骨细胞的活性。④干扰破骨细胞从基质接收骨吸收信号。⑤通过成骨细胞介导，抑制破骨细胞活性。总之，双膦酸盐共同特点是减少破骨细胞的数量，抑制破骨细胞的活动，阻断病理性骨溶解。对骨质疏松既有治疗作用，又有预防作用，一般用于高转换率型骨质疏松。

代表药物：密固达（唑来膦酸注射液）。

用法用量：静脉滴注，5mg，每年 1 次。

注意事项：①本品 1 年注射 1 次，1 次至少 15min。②给药前必须适当补水，尤其是老年人和接受利尿治疗的患者。③迄今为止，未发现双膦酸盐抑制骨矿化的作用在停用后可逆转。但它可以引起低钙血症，所以在应用的过程中应监测血钙。

禁忌证：妊娠及哺乳期患者；低钙血症患者；对唑来膦酸或其他双膦酸盐或药品中所含任何赋形剂过敏者。

2. 促骨形成药物　现有的骨形成促进剂主要有甲状旁腺素（parathyroid hormone，PTH）及其类似物和氟制剂（fluoride）。

(1) 甲状旁腺激素（PTH）：甲状旁腺激素是由甲状旁腺分泌的，由 84 个氨基酸组成的一条多肽链，主要作用于骨骼、肾脏，是维持钙磷代谢平衡的主要激素之一。PTH 可作用于肾脏，促进钙的重吸收，减少钙的排泄，安全但是增加磷的排泄，从而 PTH 有升血钙、降血磷的作用。PTH 对骨具有两方面的作用，一是增强破骨细胞的活性，促进骨吸收，使骨钙释放入血。二是在增强破骨细胞活性的同时，增加成骨细胞的数目，促进成骨细胞分泌骨生长因子，促进骨形成，增加骨量。PTH 对肾脏和骨骼的作用是相互协助的，当血钙水平降低时，刺激PTH 的分泌，促进肾脏的肾小管对钙的重吸收及骨组织溶解骨钙入血等途径来升高血钙；相反，若血钙水平升高，则刺激甲状旁腺分泌 PTH 减少，肾脏发挥保磷作用，并同时减慢骨矿物的溶解速度，有助于血钙水平的降低。

作用机制：PTH 可以抑制成骨细胞的凋亡，促进前成骨细胞向成骨细胞的分化，而且 PTH 能刺激成骨细胞产生胰岛素样生长因子 1（IGF-1）、转化生长因子（TGF）等细胞因子，这些细胞因子又通过自分泌或旁分泌的方式对骨代谢进行调节，同时可使骨衬细胞转化为成骨细胞。由于其具有良好的增加骨密度和降低骨折的效果，推荐用于治疗严重骨质疏松症的患者。

代表药物：复泰奥（注射液）。

用法用量：皮下注射，20μg，每日 1 次。

注意事项：本品治疗最长时间 24 个月，患者终身仅可接受 1 次为期 24 个月的治疗，治疗同时应补充钙剂及维生素 D。

禁忌证：妊娠及哺乳期患者；高钙血症患者；严重肾功能不全患者；接受过放射性治疗的患者；对特立帕肽或药品中所含任何赋形剂过敏者。

(2) 氟制剂

作用机制：氟制剂能持久地而不是暂时地增加骨小梁的骨量，而且氟制剂虽然可以提高骨密度，但是也可以降低骨强度，增加骨脆性。氟制剂是骨形成的诱导剂，但所形成的新骨可能存在结构不良，导致骨折危险性增加。尤其在剂量大时氟制剂对骨所产生的不良反应更为明显，由于其增加骨密度的作用和减少骨折的效果分离，现在临床使用较少，一般用于联合用药。

代表药物：氟化钠（NaF）。

注意事项：当应用氟制剂骨密度达到骨峰值时，应停药并给予抗骨重吸收药物如雌激素、制剂或降钙素等维持骨密度。

3. 促进骨骼矿化类药物

(1) 钙剂和维生素 D

①钙剂

作用机制：钙是人体骨骼重要的元素，与骨骼的生长、发育有密切的关系，同时还参与人体重要的生理功能。食物是人体钙的主要来源，吸收的部位主要是在空肠，其次在回肠和结肠。在骨骼中，钙、磷、镁以羟基磷灰石结晶的形式存在，决定骨骼的机械程度，并作为矿物质的储存池。中国营养学会推荐绝经前女性日摄入钙1000mg，未曾接受雌激素治疗的绝经后女性，日摄入钙1500mg。

代表药物：钙尔奇（碳酸钙D_3咀嚼片）。

用法用量：每日1～2次，每次2片。

注意事项：儿童用量减半。大量饮酒、大量吸烟会抑制钙剂的吸收。维生素D、雌激素、避孕药可增加钙剂的吸收。

禁忌证：高钙血症、高尿酸血症患者。

②维生素D

作用机制：维生素D能增强肠道钙剂的吸收，维生素D浓度的降低直接影响钙剂的吸收，负钙的平衡以及代偿性甲状旁腺激素的升高，所有这些最终都会导致骨的过度吸收。钙剂和维生素D的作用是协同的，二者是不可分割的。钙摄入量不足可降低骨峰值和随衰老所致的骨量丢失。维生素D活性代谢产物是1,25-$(OH)_2D_3$，活性维生素D_3对骨骼的作用表现为加速成骨细胞的基因合成，促进骨矿化。而对甲状旁腺，其作用是通过增加肠钙吸收并增强钙的敏感性，间接抑制甲状旁腺激素水平。因此应用钙剂和维生素D是治疗和防治骨质疏松最基本和最重要的手段。

代表药物：罗盖全（骨化三醇）。

用法用量：0.25μg，每日1次。

注意事项：服药期间监测血钙、肾功能，一旦血钙浓度比正常值高1mg/dl，或血肌酐升高到＞120μmol/L，应立即停药至血钙正常。

禁忌证：高钙血症、维生素D中毒患者。

(2) 维生素K_2：以往对维生素K_2的研究主要集中在其对凝血系统方面的影响，最近研究发现，维生素K_2是必不可少的骨代谢调节药，其制剂已经广泛应用于临床，用于治疗绝经后骨质疏松症，缓解骨痛，提高骨量，预防骨折风险的发生。维生素K族化合物属于脂溶性维生素，天然存在的维生素K根据其侧链不同分为维生素K_1和维生素K_2两种，其中具有高活性及重要药物价值的是维生素K_2，维生素K_2的经典作用是维持机体的正常凝血功能，促进肝脏合成凝血酶原，调节凝血因子Ⅶ、Ⅸ、Ⅹ的合成，近年来发现维生素K_2具有促进骨形成、防治骨质疏松症、抑制肝癌等多种肿瘤细胞的增殖、改善动脉粥样硬化等作用。

作用机制：维生素 K_2 有促进骨形成和抑制骨吸收的双向作用。维生素 K_2 促进骨形成主要通过两个途径：一是骨钙素中的谷氨酸残基羧化成 γ– 羧化谷氨酸残基，跟羟基磷灰石结合，促进骨矿化；二是参与 SXR 介导的转录调节，上调细胞外基质蛋白 TSK、MATN2 的表达，增加骨胶原聚合。维生素 K_2 抑制骨吸收的机制：维生素 K_2 抑制成骨细胞的凋亡，直接抑制破骨细胞活性及其细胞诱导作用；可抑制淋巴细胞一氧化氮的产生，抑制由白细胞介素 –1α 所致的前列腺素 E_2 的合成、分泌以及抑制其他多种骨吸收激活因子，从而影响骨吸收。

代表药物：固力康（四烯甲萘醌胶囊）。

用法用量：15mg，每天 3 次。

注意事项：①必须饭后服药；②出现皮疹，皮肤发红、瘙痒时，应立即停药。

禁忌证：接受华法林治疗的患者。

二、骨质疏松症的联合治疗

为取得最大疗效，我们摸索出联合治疗或序贯治疗的方法来防治骨质疏松。联合治疗有广义与狭义之分，广义的包括药物干预和非药物干预的联合治疗，狭义的为单纯防治骨质疏松药物之间的联合治疗。

1. 抗骨吸收药物之间的联合治疗（R+R）　雷洛昔芬 + 唑来膦酸。

适用人群：绝经后骨质疏松症。

优点：雌激素用量减少，不良反应发生率显著下降。治疗效果 1+1 > 2。

2. 抗骨吸收药物和促骨形成药物的联合治疗（R+F）　抑制骨吸收和促进骨形成是防治骨质疏松症的两大基石。采用此 2 种治疗联合以达到双管齐下的目的的方法最为常用。

(1) 双膦酸盐与甲状旁腺素的联合治疗：特立帕肽 + 唑来膦酸 / 阿仑膦酸钠。

优点：对已长期使用双膦酸盐的患者，研究表明可以给予患者一个或两个疗程的特立帕肽联合治疗。也有唑来膦酸联合特立帕肽的研究提示二者合用会增加特立帕肽的疗效，但仅检索到美国骨矿盐研究会议的摘要，尚未见全文发表。

缺点：阿仑膦酸钠与甲状旁腺素联合治疗时削弱了甲状旁腺素的作用。骨转换生化指标也证明联合治疗组的骨形成指标显著低于甲状旁腺素单药治疗组。

(2) 雌、孕激素联合使用的性激素补充疗法和甲状旁腺素的联合治疗：每日应用雌激素＋孕激素使用 3 天，停 3 天＋甲状旁腺素。

优点：研究发现联合治疗对雌激素具有叠加作用。同时骨转换指标的变化说明联合治疗的骨形成和骨吸收指标显著高于单用雌激素。

(3) 选择性雌激素受体调节药和甲状旁腺素的联合治疗：特立帕肽＋雷洛昔芬。

优点：雷洛昔芬可以提高特立帕肽的促进骨形成的作用。疗效优于单用特立帕肽治疗。

(4) 降钙素和甲状旁腺素的联合治疗：特立帕肽＋鲑鱼降钙素。

优点：多项临床研究表明，甲状旁腺素单独使用能促进降钙素的合成和分泌。

缺点：特立帕肽单独治疗与联合降钙素治疗，对骨质疏松的疗效差异不明显，因此不建议二者同时使用。

(5) 骨吸收抑制药和生长激素的联合治疗：降钙素或双膦酸盐和生长激素隔日交替皮下注射或在使用生长激素 7 天后周期注射。

优点：生长激素能激活骨重建进而刺激骨形成。在特发性骨质疏松的患者中，生长激素可以加强阿仑膦酸盐的作用。

缺点：在增加桡骨、脊柱和髋部的骨密度方面，联合治疗较单用降钙素不具优势，甚至联合治疗对桡骨远端和股骨干骨量具有不利作用。说明生长激素不宜与降钙素联合应用治疗骨质疏松。

(6) 选择性雌激素受体调节药和氟制剂的联合治疗：单氟膦酸盐＋雷洛昔芬。

优点：由于氟制剂有效治疗窗狭窄，因此趋向于将氟制剂和其他药物联合应用，以提高疗效和减少不良反应。联合治疗研究表明雷洛昔芬和单氟膦酸盐治疗效果具有叠加效应。

3. 抗骨吸收药物和其他药物的联合治疗（R+O） 主要见于钙剂、活性维生素 D 和抗骨吸收药物之间的联合治疗。

(1) 活性维生素 D 和双膦酸盐的联合治疗：骨化三醇＋周期性羟乙膦酸盐／阿仑膦酸钠。

优点：联合治疗对腰椎和股骨颈骨密度的影响优于单独周期性羟乙膦酸盐／阿仑膦酸钠的治疗。

(2) 活性维生素 D 和雌、孕激素联合使用的性激素补充疗法的联合治疗：雌激素＋孕激素＋骨化三醇／阿法骨化醇。

优点：联合治疗较单独使用雌激素全髋部和大转子骨密度显著增加。使用阿法骨化醇／骨化三醇对雌激素有叠加作用。

(3) 活性维生素 D 和选择性雌激素受体调节药的联合治疗：雷洛昔芬＋阿法骨化醇。

缺点：联合治疗在增加腰椎、股骨和桡骨骨密度，降低骨碱性磷酸酶方面均不优于单用雷洛昔芬。但是二者联合使用对骨折的影响尚不清楚。

以上 3 项关于联合使用活性维生素 D 的研究均说明活性维生素 D 可以作为部分抗骨吸收药物的辅助用药，且联合治疗的效果明显。

(4) 降钙素和中药制剂的联合治疗：密钙息（隔天 1 次肌内注射 50U，连续注射 4 周，然后每周肌内注射 50U，连续注射 8 周）＋钙尔奇 D（每日 2 次，每次 1 片）＋仙灵骨葆胶囊（每日 2 次，每次 3 片）。

优点：联合治疗对增加骨密度、减少骨痛效果显著。

(5) 其他：另外，有一些研究观察了合成固醇类激素、双膦酸盐等和其他抗骨吸收药物（如利尿剂、维生素 K、锶盐等）之间的联合治疗的效果，但是这些药物在临床上应用较不广泛。

三、骨质疏松症的序贯治疗

骨质疏松症的序贯治疗首先是由 Frost 基于对骨重建周期的认识在 20 世纪 70 年代提出的。Frost 提出了 ADFR 的序贯治疗的观点，即激活（activate，A）、抑制（depression，D）、停药（free，F）和重复（repeat，R）。(A-D-F-A-D-F-……-A-D-F-……）首先使用甲状旁腺素、膦酸盐、T_4、GH 或 1，25-$(OH)_2D_3$ 治疗 3～4 天作为骨重建的激活期（A），之后使用骨转换抑制药如双膦酸盐（羟乙膦酸盐或氯甲膦酸盐）治疗 14 天作为抑制期（D），再后仅补充钙剂不使用其他骨骼活性的药物约 70 天作为停药期（F），最后重复上述过程（R），如此反复完成 1 个疗程的 ADFR。这样的观点似乎非常合理，但是最终的临床研究结果却不尽人意，其作用并未优于单用抗骨吸收药物的疗效。

近年来，随着促进骨形成药物甲状旁腺素的使用，序贯治疗的观念也发生了衍变。临床研究表明，应用特立帕肽治疗后，可以显著提高骨密度，治疗 20 个月可使腰椎骨密度增加 13%，股骨颈骨密度增加 5% 左右，同时使新发椎体骨折的危险性降低 69%。尽管甲状旁腺素具有巨大的增加骨密度和降低骨折的潜力，但是由于此类药物治疗 2 年以上的安全性及疗效尚未评估，因此不建议甲状旁腺素的使用超过 2 年。经甲状旁腺素治疗后停药的患者会在数月内便出现显著的骨丢失，因此需要对甲状旁腺素的疗效进行巩固。新的序贯治疗概念便应时而生，即在促进骨形成药物的激活期（A）之后使用抑制骨吸收的药物（D）。

目前该类序贯是哪种指南提出的？有多少医院在用？主要是哪个科在用？骨科？内分泌科？

1. 甲状旁腺素和双膦酸盐的序贯治疗　英国学者 Black D.M. 对当地骨质疏松患者进行甲状旁腺素治疗 1 年后，再用阿仑膦酸钠 1 年治疗骨质疏松症的研究表明，老年骨质疏松妇女在使用甲状旁腺素治疗 1 年后加用阿仑膦酸钠 10mg/d，可使腰椎松质骨的骨密度增加 31%，显著高于甲状旁腺素治疗后使用安慰剂的妇女（14%）。该研究结果提示，阿仑膦酸钠不仅保持了甲状旁腺素治疗所获得的骨量，并且还发挥了其自身的骨量增加作用，其增幅与未接受治疗患者短期应用阿仑膦酸钠治疗的效果相似。将已经接受至少 1 年阿仑膦酸钠治疗的绝经后妇女，随机分为阿仑膦酸钠加特立帕肽每日皮下注射组、阿仑膦酸钠加特立帕肽周期用药组（用药 3 个月，停药 3 个月）和连续阿仑膦酸钠单药治疗组，共治疗 15 个月。2 个甲状旁腺素治疗组的骨形成指标迅速增加，周期治疗组在甲状旁腺素停药期间骨形成降低。每日用药组的腰椎骨密度增加 6.1%，而周期治疗组的骨密度增加 5.4%。与单药阿仑膦酸钠治疗组比较差异具有统计学意义。从理论上来说早期使用甲状旁腺素激活骨形成可能对最终骨密度的获得更为重要，所以采用周期使用甲状旁腺素可能会事半功倍。该研究的确证实周期治疗组甲状旁腺素用量仅为每日用药组的 60%，但在增加腰椎骨密度方面两组并无差异。实际上，这是一项阿仑膦酸钠与甲状旁腺素联合治疗的研究，其中周期治疗组的甲状旁腺素采用周期性给药的序贯过程，提示甲状旁腺素周期性给药的第 2 个周期同初次使用甲状旁腺素所诱发的骨形成相似。比较先前使用阿仑膦酸盐或利塞膦酸盐至少 24 个月的患者使用特立帕肽的效果，发现在使用特立帕肽治疗 12 个月时，原用利塞膦酸盐组 PINP（Ⅰ型胶原氨基端延长肽）的增加幅度，高于原用阿仑膦酸盐组。利塞膦酸盐组的面积骨密度和腰椎松质骨体积骨密度，显著高于阿仑膦酸盐组（$P < 0.05$）。

2. 甲状旁腺素和选择性雌激素受体调节药的序贯治疗　复泰奥欧洲研究（EUROPORS）观察使用特立帕肽 12 个月后，继续使用特立帕肽 20μg/d（$n=305$）或转为骨吸收抑制药雷洛昔芬 60mg/d（$n=100$）或不用活性治疗药物（$n=102$）12 个月。发现特立帕肽组，在治疗 24 个月时腰椎骨密度增加 10.7%，雷洛昔芬组治疗后骨密度并没有进一步增加（仅在治疗 12 个月时增 7.8%），而非活性治疗组的骨密度在 12 个月中降低 2.5%（与基线相比增加 3.8%）。与基线相比，治疗 2 年时全髋骨密度分别增加 2.5%、2.3% 和 0.5%；股骨颈骨密度的变化分别为 3.5%、3.1% 和 1.3%。说明在停用甲状旁腺素后，雷洛昔芬可以继续维持腰椎的骨密度和进一步增加髋部的骨密度。

3. 甲状旁腺素和锶盐的序贯治疗　复泰奥欧洲研究（EUROPORS）观察停用特立帕肽后序贯使用雷奈酸锶的效果。对之前使用特立帕肽治疗 18 个月的严重骨质疏松症的绝经后妇女予以每日雷奈酸锶 2g 治疗 12 个月。研究结果表明，使用雷奈酸锶后，能使腰椎骨密度进一步增加（$P=0.033 < 0.05$）。血清骨特异性碱性磷酸酶（BSAP）和环磷酰胺（CTX）这两种骨转换生化指标在使用特立帕肽治疗后显著增加，但在使用雷奈酸锶治疗后又降至基线的水平。说明雷奈酸锶可以协同特立帕肽进行序贯治疗。

以上结果至少说明序贯使用双膦酸盐、选择性雌激素受体调节药或锶盐均可以防止因停用促进骨形成剂甲状旁腺素后的骨丢失，可以成为未来治疗骨质疏松症的重要选择。将不同类型的抗骨吸收药物依次序贯治疗也在逐渐的尝试中。临床实践中经常遇到的案例是：在绝经的早期使用 HRT/ERT，之后使用双膦酸盐、选择性雌激素受体调节药或降钙素或者在骨折新发期使用降钙素之后转为其他的抗骨吸收药物。这些序贯治疗的有效性和安全性尚不确定，仍需进一步研究证实。未来随着甲状旁腺素等促进骨形成药物的广泛使用，可能还会出现"……促进骨形成—抑制骨吸收—促进骨形成—抑制骨吸收……"（……A–D–A–D……）的不同序贯治疗方案。

骨质疏松症的药物治疗在骨质疏松症患者的治疗方案中占据重要地位，可以缓解骨痛、提高骨密度、减少骨质疏松骨折的发生。

（郝　岩　王　宇　管晓舟　石衍颖）

第11章　骨质疏松症的运动疗法

目前骨质疏松症常规治疗及研究方向以药物为主，存在周期长，费用高，不良反应及未能达到预期效果等诸多不利因素，而运动疗法作为非药物治疗的重要手段之一，以经济、实效、副作用小等优点日益受到重视。有关研究表明，健身跑 5min 后，人体内雌激素分泌即增加，进行一般娱乐活动 45min 后，血液中雌二醇增加，功率自行车运动 45min 后，血液中总睾酮及游离睾酮均明显增加。而长期卧床的人，尿液中钙的排泄量为正常人的 2 倍以上。

本章节主要介绍运动与骨质疏松症的关系、骨质疏松症防治的适宜运动种类、注意事项等方面，介绍运动疗法在骨质疏松症中的应用。

一、为什么要运动

1.适度的运动与峰骨量呈正相关　皮质骨在 35—40 岁达到峰值，从 40 岁左右开始丢失，松质骨丢失开始时间约在 35 岁，丢失速度亦高于皮质骨，绝经后 1～3 年骨丢失速度增加，速度增加越快，骨密度下降越快。适宜的运动可以使人体在青年时获得较高的峰骨量，并能有效地避免或减缓老年时期的骨量丢失运动对保持骨一生的生理强度都具有重要意义，是防治骨质疏松症的基本方法之一。如，据 Nilson 报道，运动员比一般人的骨密度高，项目不同的运动员骨密度也有差异，其中游泳运动员比举重和投掷运动员的骨密度呈有意义的升高。Granheol 报道，举重运动员与同龄组人相比其腰椎骨密度增高约 36%。

2.中等强度运动有利于骨质疏松的改善　我国学者指出，参加太极拳活动的老人，血浆睾酮水平大于不常活动的老人。近年来的研究则进一步表明，适度中等强度的运动，特别是各种力量训练，可以使血雌二醇、睾酮水平明显升高，从而刺激成骨细胞的增殖，促进新骨形成，使骨量和骨密度增加。但是长期进行高强度运动，特别是过度的耐力运动反而导致机体内雌、雄激素下降。中等强度的负重运动可增加老年人的腰椎骨骨密度，而高强度的负重运动则对老年人的骨密度有损害作用。

3. 肌肉强度与骨密度呈正相关　肌肉对骨的机械力减少会带来骨形成减少，而骨丢失不变，骨代谢平衡逐渐破坏，使骨转换处于负平衡。老年人肌力弱，机械刺激相对减少，骨转换趋于负平衡，就会加速骨质疏松的发展。

Hartard M 在研究了系统肌力训练治疗绝经后骨质疏松症的对比观察后发现，经过系统肌力训练后，所有参与锻炼的肌群肌力增强 40% ～ 75% 不等，与锻炼前相比较，均有显著提高。

因此对于骨质疏松患者，每周锻炼 2 次，是一种安全、有效、可重复、可适应的锻炼方法。若想通过运动提高骨密度，则应从儿童时期就培养运动习惯，至 35—40 岁时也能达到最大骨密度的程度。

二、骨质疏松症患者运动方式的选择

1. 适合骨质疏松患者的运动

(1) 力量练习：如举哑铃，有助于加强手臂和脊柱肌肉的力量，减少骨骼内矿物质的流失。

(2) 耐力运动：如慢跑、快走、骑车等，有刺激骨形成和抑制骨吸收的作用，能增强背部、臀部和腿部的肌肉力量，让骨骼能更合理地支撑身体重量。

(3) 水中运动：游泳或在水里走路，对骨质疏松的人来说最为适合。

(4) 平衡训练：如体操、太极拳等，是预防跌倒、防止髋部骨折的重要运动方式。

运动时间可以从 20min 逐渐增加。也可进行间歇运动，通常为每周 3 次，运动频率取决于运动强度和每次运动时间。开始锻炼阶段最好隔日运动。

2. 不适合骨质疏松患者的运动

(1) 骨质疏松患者要避免弯腰和运动过度，以免增加脊柱压力，防止脊柱和腰部受损，如扭腰、仰卧起坐等。

(2) 避免跳高、快跑等高强度运动。

(3) 别练瑜伽：瑜伽姿势很多都是拉伸、反转，有些动作和身体骨骼生长的方向相反。中老年人长期做幅度过大，或者保持过久的瑜伽姿势往往超出了关节和韧带的承受范围。在练习瑜伽过程中容易发生骨折，因此不建议有骨质疏松的患者练习瑜伽。

(4) 别跳骑马舞：最近鸟叔的骑马舞很流行，但是有骨质疏松的老人不适宜跳。半蹲屈身的舞步，实际上相当于一个负重运动，膝盖承受的压力很大，长时间这样的话可能造成软骨磨损。对于骨头"脆"的老人来说，则非常容易骨折。

三、骨质疏松症运动疗法大致原则

1. 骨质疏松症合并急性下腰痛时应卧床休息，避免任何形式的运动。

2. 应以伸展运动为主。仰卧起坐运动增加椎体前缘的压力，可导致椎体压缩骨折。同时许多研究显示背伸肌肌力与骨密度成正比，加强背伸肌的锻炼是骨质疏松性下腰背疼痛的运动疗法的主要内容。

3. 适当控制运动时间和运动强度。运动时间应从几分钟开始，逐渐增加至30min。每周锻炼次数为 3 ～ 4 次。

4. 康复 3 个月内的腰椎病患者以伸展运动，尤其是以腰部伸展为主，有氧运动为辅。康复 3 个月后以伸展和有氧运动结合为主，在保持伸展运动的同时，逐渐增多有氧运动内容，以增强心血管系统功能，尤其是急性发作期卧床时间长的患者更应增加有氧运动内容，后期可做一些克服自身阻力的轻微力量性练习；完全康复后的患者应采取伸展、有氧和力量运动三管齐下的锻炼方式以进一步增强体质和抵抗疾病侵入的能力。

四、中老年人骨质疏松症的运动疗法

骨质疏松是中老年人常见病，易防难治。不少患者只强调补钙，而忽略运动锻炼的重要性。当然，运动防治骨质疏松需讲究科学，遵循以下原则和方法。

1. 中老年人骨质疏松要选择适当运动方式和项目　中老年人不再适宜单纯采用负重过大和爆发力过强的运动，宜选择步行、慢跑、骑自行车、原地跳跃等方式。据研究，不同运动项目和方式，对于增加骨密度具有部位特异性。例如体操训练有助于预防腰椎骨质疏松，坚持训练还有助于康复。一般来说，如果单纯从预防角度着想，只要采用健身慢跑或坚持步行即可；如果已有轻度骨质疏松，则建议采用骑固定自行车、慢跑、原地跳跃为主；如果已有明显骨质疏松，手脚已不甚灵活，则可在室内绕圈行走，提高平衡功能，即使卧床也可在床上做些轻柔动作。

2. 中老年人骨质疏松要注意把握运动量　理论上说，运动员或运动强度越大，对骨的刺激强度也越大，越有利于骨密度的维持与提高，但中老年人只能循序渐进，切忌剧烈运动。最好采取运动强度不大而运动时间稍长一些的方式。锻炼频率强度应以次日不觉疲劳为标准，最佳为最大耗氧量的60%，每天20～30min，每周坚持3～5次为合适。运动项目应加入耗氧运动(主要有散步、慢跑、游泳等)，肌力训练（提高效率）及伸展（静止）进行合理组合，综合训练为佳。个别因骨折或某种原因需长时间卧床者，也要设法在床上坚持进行被动运动，最大限度减少骨量流失。

3. 中老年人骨质疏松生活起居要注意安全　骨质疏松的要害是易引发骨折，故应百倍提高警惕，生活起居不可掉以轻心。一般不宜睡太软的床，枕头不宜过高；尽量避免弯腰或抬举重物；地面拾物时先下蹲，同时保持腰背挺直；不要单脚站立穿裤；居室地面和浴室要注意防滑；平时行动要慢，走路时注意力集中，避免跌倒。总之，不可忽视生活细节安全，骨折往往在不经意间发生。

其他年龄段的骨质疏松症患者：①儿童及青少年骨质疏松症多为轻症骨质疏松症，以饮食及运动治疗为主，每周至少3次30min以上高强度运动，室外运动为佳。②孕妇及哺乳期骨质疏松症患者每天中低强度运动至少半小时，保持充足光照时间。

五、失用性骨质疏松症运动疗法原则

失用性骨质疏松症是由于长期卧床、制动或失重而导致的骨量减少、骨微结构退化。失重仅仅是针对特殊患者（如宇航员），一般患者均是由于伴有严重原发病，尤其是运动神经系统疾病而致长期卧床或局部肢体制动，因此与原发性骨质疏松症患者相比，进行运动疗法时有更严格要求。失用性骨质疏松运动疗法的原则和注意事项如下。

1. 早期活动，早期锻炼，早期负重，是失用性骨质疏松症运动训练的基本原则。预防骨质疏松的运动疗法应从制动的第一个月开始，在制动后3～6个月进行运动疗法仍能较好地预防和治疗失用性骨质疏松症，但制动超过6个月皮质骨出现明显的骨改建，表现为骨皮质变薄、骨吸收破坏，病变难以逆转，给临床治疗带来较大困难，多数患者在经过长期的规律治疗后仍不能获得满意的恢复。

2. 从小量开始，循序渐进。失用性骨质疏松症患者往往患有严重的原发病，一般情况较差，肌力、肌张力和骨强度均较正常人明显下降，不能耐受高强度的运动，因此运动应从小量开始，循序渐进，防止肌肉拉伤和疲劳性骨折。若运动后出现精神状态差、疲劳感明显、头晕、乏力，且休息后上述症状无明显缓解，说明运动量过大，应减少运动量。

3. 根据具体病情设计运动处方，体现个体化原则。失用性骨质疏松症患者住往患有严重的原发病，运动处方应针对具体病情，根据患者的一般情况和病变肢体的肌力和骨强度进行设计，做到运动方式个体化，有针对性地进行肢体的运动锻炼，使得在患者体力和病情允许的前提下获得最大强度的运动和最佳的治疗效果。

4. 主动运动为主，被动运动为辅。被动的肢体活动和按摩不能使骨骼获得足够的应力和负荷，不能很好地预防和治疗失用性骨质疏松症，因此要求在病情允许的前提下尽早地进行主动的锻炼和负重活动。但对于昏迷及瘫痪患者被动的肢体活动和按摩可以改善肌肉的血流，维持肌力和关节活动度，间接的作用于骨的代谢并为主动运动创造条件。

5. 防止外伤、骨折及疲劳性损伤，适当应用辅助运动器具。骨质疏松症患者骨量下降和骨改建造成骨强度远低于正常人，外伤和高强度的训练极易导致骨折，安排训练场所和锻炼方法时应注意设置防护措施和人员，避免外伤和训练不当造成的疲劳性骨折。

6. 骨折或骨科手术后，坚强的内、外固定和高科技技术手段的应用是进行运动治疗的必要前提。固定与运动是一对辩证的矛盾，固定是针对原发疾病的一种重要治疗措施，只有在原发疾病获得治疗的情况下才能谈得上尽早运动来防治骨质疏松。髓内钉、解剖钢板、人工关节等特殊器材的应用使骨科手术获得了坚强的固定，为早期运动创造了条件。加强局部锻炼，重视全身非固定部位训练。非固定部位的运动能改善血液循环、调节内分泌及营养代谢，从而改善固定部位的骨量并为固定部位的运动创造条件。

（王　青　罗　欢　贾长新）

第12章 骨质疏松症的营养治疗

以下是从维生素、矿物质、蛋白质、糖类、脂类等五大膳食营养素的角度，选择其中具有促进钙吸收、在构建骨骼微结构、骨形成的动态平衡中起重要作用的营养物质，进行一一阐述。

一、维生素类

1. 维生素D 可与肠黏膜细胞中特异受体结合，促进肠黏膜上皮细胞合成钙结合蛋白，从而有利于钙在肠道的吸收；可促进肾近曲小管对钙的重吸收；可促进成骨作用，使骨钙沉积。摄入充足的维生素D是保证有效预防和治疗骨质疏松的基础。

2. 维生素A 参与软骨内成骨，促进骨骼正常发育，维持成骨细胞与破骨细胞之间的平衡。维生素A缺乏时，会导致软骨内成骨形成及发育迟缓，骨细胞分化受阻，引起骨代谢障碍，长骨形成和牙齿发育均受影响。但近年来研究发现，持续维生素A摄入过量可引起维生素A过多症，会导致骨再吸收增加、减低骨形成，产生骨量丢失，可能也是引起骨质疏松的因素之一。

3. 维生素K 最为人熟知的功能为促进凝血。近年来，有很多研究揭示了维生素K与骨钙素（BGP）以及骨质疏松的密切关系。BGP是由成骨细胞合成并分泌于骨基质中的一种非胶原蛋白，约占骨有机质的20%，具有调节磷酸钙掺入骨中、促进骨矿化作用。BGP分子中17、21、24位有3个羧化的谷氨酸残基，其与羟基磷灰石有特殊的亲和性，是BGP促进骨钙盐沉积不可缺少的结构。维生素K是谷氨酸γ-羧化酶的重要辅酶，参与BGP中谷氨酸的γ位羧基化反应，对维持BGP的生理活性有重要意义。维生素K缺乏时，会导致未羧化的BGP生成，未羧化的BGP不具有生物活性，与羟基磷灰石的结合力也较低，对骨骼的矿化有不利影响。未羧化的BGP水平过高，是低骨质、绝经后骨质疏松和髋骨骨折的一个危险因素。大量的流行病学研究及临床干预实验证实，维生素K不仅可以增加骨质疏松患者的骨密度，而且可以降低其骨折发生率，促进骨健康。而且有研究证明，维生素 K 与维生素 D 联合应用，促进骨形成和抑制骨吸收的作用优于单用维生素 K，可有效维持去卵巢大鼠的骨密度。

4. 维生素 C　作为一种重要的还原剂，在骨盐代谢及骨质生成中具有重要作用。维生素 C 既能促进钙盐沉积，又参与脯氨酸羟化反应、促进骨胶原合成。胶原蛋白结构及数量改变是与骨质疏松症的发生、发展、严重程度密切相关的。维生素 C 缺乏会引起胶原合成障碍，可致骨有机质形成不良而导致骨质疏松。田玉慧等通过对大学生维生素 C 营养水平与骨密度及骨矿物质含量关系的调查发现，不同维生素 C 营养状况大学生的骨密度有显著的差异，维生素 C 营养水平充足组的骨密度和骨矿物质含量均显著高于不足组（$P < 0.01$）。另一方面，维生素 C 作为预防和治疗儿童铅中毒的药物之一，在肠道内能与铅结合形成溶解度较低的抗坏血酸铅，可降低铅的吸收，减轻或消除铅对成骨细胞功能的抑制，从而避免重金属铅引起的骨骼代谢异常。

5. 维生素 B_6、维生素 B_{12}　叶酸的缺乏会导致蛋氨酸的代谢途径发生障碍，突出表现为高同型半胱氨酸血症。近年流行病学研究表明，血中同型半胱氨酸水平与骨质疏松和骨质疏松性骨折具有积极相关性，高同型半胱氨酸血症是骨质疏松及骨质疏松性骨折发生重要的危险因素。高同型半胱氨酸血症与高骨转换相关，可影响骨代谢，其机制主要是通过增加骨吸收、抑制骨形成及胶原蛋白的交联而减少骨密度，降低骨质量，增加骨质疏松骨折的危险性。

二、矿物质类

1. 钙　钙在成人体内为 700 ～ 1500g，占人体重量的 1.5% ～ 2.0%。人体99% 的钙与磷酸和羟基结合形成羟基磷灰石晶体，贮存于骨骼和牙齿，是骨形成和骨重建阶段所必需的物质。骨钙代谢包括骨形成和骨吸收两个过程，在生化过程中通过离子交换，使钙的吸收和释放相等，保持骨钙的动态平衡。但是人体不同生理时期的钙与骨代谢有各自的特点，依次分为 4 期，即骨的生长发育期（< 30 岁）、骨峰值期（30—35 岁）、骨峰值后期（35—50 岁）、骨量快速丢失期（50—70 岁）。50 岁以后，由于小肠钙吸收缓慢下降，在肾功能生理性下降等因素的作用下，血钙水平下降，引起甲状旁腺激素（PTH）分泌增加，PTH 能

提高骨细胞膜对钙离子的通透性，将骨盐中的钙最终转运至细胞外；同时刺激破骨细胞增殖并增强破骨细胞活性；还可抑制成骨细胞活动，从而使骨质溶解，减少钙盐在骨中沉积，最终使骨吸收超过骨形成，导致骨质疏松，即老年人发生骨质疏松症的主要原因。成人每天大约有200mg钙从骨骼中释放并被替换，因为钙不能被有效吸收，为提供人体生理需求量的钙，每天需要摄取大约600mg的钙，因此，在不同年龄段中，给予足够的钙摄入，是维持骨骼健康的基本措施之一。

不同钙源在体内吸收方式是有区别的，药效表现也有很大不同。一般在选择时要考虑产品含钙量、溶解度、吸收利用率、有无不良反应、配方科学含金量、是否合算等。

无机酸钙盐类：以贝壳、蛋壳为原料的碳酸钙，含钙40%，溶解较差，影响吸收率；经高温煅烧的活性钙，碱性强，对胃肠刺激大；以动物鲜骨为原料的多羟基磷酸钙或经磷酸化的磷酸钙，含钙量中等。对这类钙制剂，要有足够的胃酸使之全部离子化，故吸收率仅3%左右。另外，这类原料中可有重金属污染，对人体健康不利。

有机酸钙盐类如乳酸钙、葡萄糖酸钙、枸橼酸钙，普遍存在含钙量低，肠吸收率为20%～40%。

补钙除了合理选择钙制剂之外，多晒太阳、均衡营养、科学烹调等也很重要。日常有许多食物可供钙源补充。

乳类与乳制品：牛、羊、马奶及其奶粉、乳酪、酸奶、炼乳、冰激凌。500ml鲜牛奶可补充600mg钙。

鱼虾蟹类与海产品：蝴蝶鱼、鲤鱼、蛙鱼、泥鳅、虾、虾米、虾皮、螃蟹、海带、紫菜、蛤蜊、海参、田螺等。

肉类与禽蛋：羊肉、猪脑、鸡肉、鸡蛋、鸭蛋、鹌鹑蛋、松花蛋、猪肉松等。

豆类与豆制品：黄豆、毛豆、扁豆、蚕豆、豆腐、豆腐干（100g豆腐干可补充200mg钙）、豆腐皮、豆腐乳等。

蔬菜类：芹菜、油菜、胡萝卜、萝卜缨、芝麻、香菜、黑木耳、蘑菇等。

水果与干果类：柠檬、枇杷、苹果、黑枣、杏脯、柿饼、桃脯、杏仁、山楂、葡萄干、核桃、西瓜子、南瓜子、桑葚干、花生、莲子、芡实等。

食物保鲜贮存可减少钙耗损，牛奶加热不要搅拌，烧蔬菜要多加水，切菜不能太碎，烧菜时间宜短。菠菜、茭白、韭菜都含草酸较多，宜先用热水浸泡片刻以溶去草酸，以免与含钙食品结合成难溶的草酸钙。罐头食品的汁液里富含矿物质，乳糖可保留较多膳食钙，高粱、荞麦、燕麦、玉米等杂粮较稻米、面粉含钙多，平时应适当吃些杂粮。

当然，补钙只是提高骨峰值的一个重要方面，还需活性维生素 D 和适当的运动鼎力相助。经常晒晒太阳（尤其在冬天）能使体内合成一定量的活性维生素 D，可以有效地促进钙的吸收；适当的运动能增加钙在骨骼上的沉积。

2. 磷　磷是组成骨骼中无机盐的重要组分，亦是参与骨代谢的重要无机营养素，与钙以 1 : 2 左右比例结合形成骨矿物质。人体骨骼和牙齿中，约 86%（600 ～ 700g）的磷以羟基磷灰石形式存在。当体内磷缺乏时，破骨细胞受到刺激，促进骨吸收，抑制成骨细胞合成胶原，限制骨矿化的速度，从而导致骨量减少，进而导致佝偻病、骨质软化等。故血磷的稳定是骨生长、矿化的必要条件。

3. 镁　镁是骨细胞结构和功能所必需的元素，对促进骨骼生长和维持骨骼的正常功能具有重要作用。Rude 对比了低镁饮食组和正常对照饮食组（两组饮食钙量正常）大鼠骨组织形态等指标，发现低镁组股骨中镁的灰分重量下降（$P < 0.001$），骨质减少，骨小梁体积减小（$P < 0.002$），并且低镁组破骨细胞骨吸收增加而成骨细胞数不增加，提示成骨细胞活性受损、成骨与骨吸收脱偶联，研究结论为大鼠镁耗竭改变了骨和矿物质代谢，从而引起骨质丢失。

4. 锌　身体锌总量的 30% 分布于骨骼，在骨形成和代谢过程中，锌是不可缺少的微量元素。它可通过参与骨盐的形成、影响骨代谢的调节以及骨代谢过程中碱性磷酸酶、胶原酶和碳酸酐酶三种代谢酶类发挥作用。

5. 铁　铁是人体内含量最多的微量元素，也是微量元素中最容易缺乏的一种。铁缺乏可导致缺铁性贫血，被 WHO 确定为世界性营养缺乏病之一。铁大量贮存于骨髓中，对骨的形成与硬化有协同效应。有研究显示，去卵巢骨质疏松症模型大鼠骨骼铁含量明显下降。但是近年来，铁负荷过度与骨质疏松的密切关系，受到越来越多的关注。张鹏等人在成骨细胞离体培养实验中发现，成骨细胞外 Fe^{3+} 浓度的减少可以增加细胞内的 Ca^{2+}，而胞外 Fe^{3+} 浓度增加则减少细胞内的 Ca^{2+}，研究结论为血清铁超载，成骨细胞外 Fe^{3+} 增多，成骨细胞内 Ca^{2+} 减少导致骨质疏松。庄媛媛等在铁负荷过量的中老年人和正常人的对比中发现，铁过度组血浆同型半胱氨酸显著增高（$P < 0.05$），腰椎骨密度减低的发生率较正常组高，股骨颈和股骨 Ward 区骨密度也明显降低，研究结论为中老年人铁负荷过度易造成骨质疏松。因此，铁过载与骨质疏松有明显的相关性，铁过载是骨质疏松的重要危险因素。

6. 铜与锰　铜主要通过赖氟酰氧化酶促进结缔组织中胶原蛋白与弹性蛋白的交联，是形成结缔组织所必需，在骨骼的形成、骨矿化中起着重要作用。锰参与软骨和骨骼形成所需的糖蛋白的合成，在黏多糖（如硫酸软骨素）的合成中需要锰激活葡糖基转移酶，缺锰时会出现骨端软骨的骨化异常、生长发育障碍。

7. 硒　硒是构成硒蛋白和若干抗氧化酶的必需成分，具有抗氧化、维持正常免疫功能等作用。缺硒会引起大骨节病等骨代谢疾病。有研究显示，硒能改善钙的代谢、增加机体对钙的吸收和骨钙的沉积、降低机体对铝的吸收、同时减少自由基的产生，表明硒对高铝引发老年骨质疏松有一定的保护作用。

三、蛋白质类

膳食中蛋白质水平对钙存留及钙吸收有显著的影响。适量的蛋白质有利于钙的吸收，摄入蛋白质量过高或过低均对骨健康有不利影响。动物实验表明：与正常对照组相比，高蛋白和低蛋白饲料都使大鼠骨量明显减少，骨结构变差，骨强度下降。膳食中钙的摄入不足并且蛋白质含量过多会构成骨质疏松症的危险因素。随着我国居民生活水平的日益提高以及饮食结构的改变，高蛋白膳食对骨骼健康的危害更值得关注。

1. 酪蛋白磷酸肽（CPP）　CPP 是用胰蛋白酶分解牛乳酪蛋白得到的一种多肽。它与钙、铁等金属离子具有较强的亲和力，能形成可溶性复合物，防止无机钙的沉淀，从而促进小肠对钙的吸收；还可以提高钙在骨骼中的沉积率、促进骨骼生长。

2. 赖氨酸　赖氨酸是人体必需氨基酸，是谷物食物（如玉米、小麦粉）中的第一限制氨基酸。赖氨酸可与钙结合成可溶性络合物，提高小肠对钙的吸收及钙在体内的积累，促进骨骼生长，对骨骼代谢有重要影响。高庆涛等分别给予去卵巢大鼠 L- 赖氨酸及生理盐水，并对比两者股骨骨钙含量、骨密度、骨组织形态计量学的变化，结论为 L− 赖氨酸组大鼠骨组织最大应力、最大应变、弹性模量、骨密度值、骨钙含量、骨皮质厚度等均明显高于模型组，且差异均有统计学意义，L− 赖氨酸作用于骨有机质增强骨强度，增加骨量，对骨质疏松有防治作用。

3. 胶原多肽　胶原多肽是胶原蛋白经蛋白酶水解处理制成的分子量在 3000～10000D 的多肽。其消化吸收率高，可增强低钙水平下的骨胶原结构，提高骨骼强度，从而预防骨质疏松。国内学者严意贵综述了胶原多肽与骨质疏松关系的相关实验，显示服用胶原多肽有明显增长的防止胶原分解方面的能力，对破骨细胞有明显抑制作用；在动物实验中对切除卵巢和未切除卵巢的老鼠的骨密度均有明显增加。

4. 乳清碱性蛋白（MBP）和初乳碱性蛋白（CBP）　乳清碱性蛋白是从牛乳乳清中分离出来的乳蛋白质的碱性部分，包含既可以促进骨形成又可以抑制骨吸收的活性物质，具有促进成骨细胞形成和调节破骨细胞代谢的功能，并能够维持骨重建的平衡，对预防骨质疏松、改善骨质健康具有积极意义。杜冰等通过 MBP 对实验大鼠和育龄妇女骨密度影响的研究发现，骨细胞本身活跃程度是 MBP 发挥作用的重要条件，MBP 对骨密度的影响存在着一个最佳的作用年龄：骨细胞代谢活跃而又以成骨细胞为主导的骨生长期，MBP 表现为促进成骨细胞活力、增加骨密度；对骨转换同样活跃，代谢以破骨细胞为主导的绝经后的骨衰退期，MBP 则以抑制破骨细胞活力、减少骨密度损失为主；对于骨代谢处于平静期的中年育龄妇女，未见增加受试者的骨密度。

初乳碱性蛋白是从牛初乳中分离出来的低分子量活性蛋白，具有抑制破骨细胞活动、促进成骨细胞数量增加及活跃度的作用，从而促进骨骼健康。

5. 乳铁蛋白　乳铁蛋白是从牛乳中分离得到的、分子质量在 80000D 左右的铁结合多功能糖蛋白，具有抗菌、抗病毒、促进铁吸收、调节免疫等多种功能。近年来研究发现，乳铁蛋白可促进成骨细胞增殖分化、抑制成骨细胞凋亡，且能抑制破骨细胞生成，对骨的生长代谢也起着十分重要的作用。乳铁蛋白可通过调节成骨细胞 RANKL/OPG 的基因表达，从而抑制破骨细胞介导的骨吸收。杜丹丹等观察了乳铁蛋白对去卵巢大鼠骨代谢及骨密度的影响，研究结论为乳铁蛋白可促进骨形成，抑制骨吸收，减少去卵巢大鼠骨量丢失，对骨质疏松症有一定的防治作用。

四、糖类

糖类中与钙相关的物质包括乳糖、海藻糖、低聚糖、菊粉和非淀粉多糖。乳糖可与钙形成可溶性低分子物质，有利于钙的吸收；非淀粉多糖中的糖醛酸残基可与钙螯合而干扰钙的吸收。

1. 低聚糖（包括低聚异麦芽糖、低聚果糖等）和菊粉　低聚糖是由大于等于3个且不超过10个单糖缩聚而成的低分子聚合物；菊粉是以菊苣根为原料去除蛋白质和矿物质而得到，是果糖聚合体的混合体，聚合度范围为2～60。菊粉和大部分低聚糖不被人体消化吸收，可直接进入肠道被人体有益菌所利用，促进肠道有益菌增殖。其也统称为益生元。益生元具有调整肠道菌群平衡、改善脂质代谢、促进钙等矿物质吸收、提高免疫力等多种保健功能。其在结肠内被肠道菌酵解产生大量短链脂肪酸，可降低结肠内 pH，提高结合钙溶解为离子钙的浓度，从而促进钙的吸收。Ellen 等以 14—16 岁的青年男性为研究对象，发现每日服用15g 低聚果糖可显著促进青年男性的钙吸收。Tasleem 等通过以菊粉、低聚果糖混合物喂养去卵巢大鼠的实验表明，喂食 5.5g/100g 不可消耗性低聚糖 21 天，大鼠钙吸收、股骨钙含量、骨密度与对照组相比显著增加。周熙成等综述了益生元对钙吸收的促进作用以及促进钙吸收的作用机制，提出应开发和利用有效的益生元，在改善和调整肠道微生态的同时，提高膳食中钙的生物利用度，将具有较大的社会和经济效益。

2. 海藻糖　海藻糖是两个吡喃环葡萄糖以 1，1 糖苷键构成的非还原性双糖，甜度约为蔗糖的 45%，可在小肠中消化吸收并供能。海藻糖可改善骨质疏松，在动物实验中表现出可以防治雌激素缺乏引起的骨质疏松症和脂多糖诱导的骨质疏松症。

五、脂类

1. ω-3 多不饱和脂肪酸　ω-3 多不饱和脂肪酸主要包括 α- 亚麻酸、二十碳五烯酸（EPA）、二十二碳六烯酸（DHA）。α- 亚麻酸是人体必需脂肪酸，EPA 和 DHA 具有降血脂、抑制血小板凝集、阻抑动脉粥样硬化斑块和血栓形成等功效，对心脑血管疾病有良好防治效果。近年研究显示，脂肪酸可通过调节钙吸收、破骨细胞形成、前列腺素的合成等来影响骨生长和塑形等骨代谢。

ω-3 多不饱和脂肪酸能改善去卵巢大鼠骨的生物力学性能，降低其发生骨折的危险性。同时，降低膳食（ω-6）/（ω-3）多不饱和脂肪酸比率可改善鼠尾悬吊大鼠的骨代谢和骨结构，提高骨生物力学性能。宋琳亮综述了膳食多不饱和脂肪酸对骨细胞功能的调节作用，研究结论为：大量证据表明，无论在体内试验还是体外试验，ω-3 多不饱和脂肪酸都显示出对骨生成速率的增加作用。

2. 共轭亚油酸　共轭亚油酸是指在碳 9、11 或 10、12 位具有双键的亚油酸的同分异构体。其具有降低血脂、减肥、提高免疫力等多种功效。在提高骨密度方面，共轭亚油酸同样对骨质的健康有积极的作用。李丽婷等研究发现，共轭亚油酸（c9，t11-CLA 及 t10，c12-CLA）可能通过促进成骨细胞标记物基因表达有利于骨形成，可能为骨质疏松的治疗提供新思路。冯有胜综述了共轭亚油酸改善骨组织代谢的生理功能，表明共轭亚油酸通过调节 PEG2 浓度促进骨质形成。

六、其他

大豆异黄酮，绝经后女性体内雌激素水平急剧降低，加速了骨量丢失，是骨质疏松发生的重要原因。大豆异黄酮具有雌激素样作用，却没有雌激素药物所带来的副作用，因此利用大豆异黄酮防治骨质疏松的研究受到了广泛关注。动物实验研究显示，大豆异黄酮可明显增加骨质疏松症大鼠股骨和椎骨骨密度，明显提高骨质疏松症大鼠降低的血清钙水平，血清磷的含量也明显提高。大豆异黄酮的高剂量干预可使去卵巢大鼠血清 AKP 酶活性恢复、逆转因去势造成的骨密度下降、维持血清钙磷水平。因此，大豆异黄酮类化合物具有防治骨质疏松症的作用，且效果明显，有广阔的开发前景。

（张旭红　孙天英　滕中峰　褚　强）

第13章　骨质疏松症的护理及家庭和社会支持

骨质疏松症（OP）是一个已经引起全世界关注、越来越受到人们重视的健康问题。目前，骨质疏松症发病率已跃居常见病、多发病的第七位。本病疗程长、疗效慢，患者极易发生骨折，严重影响患者的生活质量，同时高额的医疗费用也给家庭带来了沉重的负担。因此，正确认识和如何做好骨质疏松患者的护理显得尤为重要。

本章我们分别从骨质疏松一般护理，卧床患者压疮、坠积性肺炎、泌尿系感染的预防，骨折患者的护理及康复后的家庭护理方面逐一展开，通过本章节可以让读者朋友们学习到护理知识运用到管理家庭中的骨质疏松患者。

一、骨质疏松症患者的一般护理事项

1.加强学习，掌握骨质疏松的一般知识　积极向医务人员，或利用互联网等先进的信息平台，学习本病的相关知识，在加深对本病认识的基础上，掌握护理技巧。

如当老年人出现腰背疼痛、身材缩短、驼背等临床症状时，应提高警惕，意识到这可能不是正常的生理现象，应积极采取预防措施，降低本病发生率。患者及家属应积极学习本病的治疗护理措施、愈后情况及可能发生的并发症，努力掌握有关预防和控制骨质疏松的相关知识，帮助患者树立战胜疾病的信心。家属在了解预防骨质疏松症对改善生活质量重要意义的基础上，安排患者定期到医院或社区检查身体，并积极参加健康体检，及早发现问题，及时治疗，防患于未然。

2.学习骨质疏松医学营养知识，合理膳食　骨质疏松症患者宜以清淡饮食为主。合理膳食及钙质的有效吸收利用，是保证骨骼健康的前提。那我们应该多吃哪些食物呢？首先应多食用含钙、磷高的食物，如鱼、虾、牛奶、乳制品、骨头汤、鸡蛋、豆类、杂粮、绿叶蔬菜等有利于疾病恢复，其次应少吃糖及食盐，动物蛋白摄入不宜过多，尽量不要喝咖啡、浓茶、可乐、酒类等，以免影响钙的吸收。有研究称早晨空腹饮生水与骨质疏松症有一定关系，早晨空腹饮生水会引起胃肠道功能失调，阻滞钙离子摄入量，抑制胃黏膜细胞合成叶酸，降低肠黏膜酶活性，使血清降钙素浓度增高，肾小管远曲小管对钙离子、磷离子重吸收受阻，成骨细胞功能降低，机体组织细胞电解质平衡失调等因素导致骨质疏松症，因此我们应注意尽量不要空腹饮生水。

维生素 D 是保证钙、磷有效吸收利用的必备因素，适当的日照是促进体内无活性的维生素 D 转换成有活性维生素 D 的基本条件，所以还应适当的户外活动，更多的接受日照。

3. 注意运动方式　有些骨质疏松患者可能害怕骨折、害怕摔倒，不敢运动。其实，运动是预防骨质疏松最有效的方法之一，运动可使内分泌发生正性改变，促进骨骼生长发育，使骨质增厚，促进钙的保留和沉积，增加骨内血流量。只要合理运动，有益而无害。下面我们看一下适合骨质疏松症患者及其高危人群的运动方式及运动时的注意事项。

(1) 运动方式选择：一般以轻柔运动或有氧运动为宜，如太极、慢走、慢跑、瑜伽、跳舞、网球、羽毛球等球拍类运动、爬山、跳舞等。

(2) 运动的时间及频率：建议每次 30 ～ 60min，锻炼频率主要根据受训者的主观感觉而定，以次日不感到疲劳为宜。一般采用每周 3 ～ 5 次为宜，锻炼次数太少则效果不佳，锻炼次数太多则会产生疲劳。

(3) 运动环境：锻炼的环境应选在阳光充足、空气清新的环境中进行，以增加日照机会，促进皮肤维生素 D 的合成和钙磷的吸收，建议进行任何一项活动前要咨询医生，尤其是服药期间。

4. 学习骨质疏松症及其并发症治疗药物知识　通过前面章节的介绍，我们知道骨质疏松症及其并发症治疗药物很多，涉及骨代谢材料、影响骨代谢的激素、治疗并发症的药物等。通过学习，可以了解这些药物的作用机制、适应证、禁忌证、不良反应等注意事项，指导为什么用某种药，怎么用这种药，用药过程中需要注意什么等，对于提高患者治疗的依从性和疗效非常重要。

补充钙剂和维生素 D 是骨质疏松症及其并发症的基础治疗。

钙制剂不可与绿叶蔬菜一起服用，防止因钙赘合物形成降低钙的吸收，使用过程中要增加饮水量，通过增加尿量减少泌尿系统结石形成的机会，用药期间还应防止便秘。

在服用维生素 D 的过程中要监测血清钙和肌酐的变化。

此外，在骨质疏松症及其并发症治疗中，医生还会开具许多药物，不同药物在临床应用中应根据其特点，加以注意，介绍如下。

(1) 雌激素类药物：促进骨形成，选择性雌激素受体调节药（雷诺昔芬）能明显提高绝经后妇女的骨矿物质，建议绝经后开始服用，在耐受的情况下终身服用。对使用雌激素的老年女性，应详细了解家族中有关肿瘤和心血管方面的病史，严密监测子宫内膜的变化，注意阴道出血情况，定期做乳房检查，防止肿瘤和心血管疾病的发生，同时若是绝经后女性还要定期监测雌激素水平。可用的药物：① 尼尔雌醇 1 ～ 2mg/ 次，每 2 周服 1 次，可联合应用醋酸甲羟孕酮，6 ～ 10mg/d，每 3 ～ 6 个月用 7 ～ 10 天；② 利维爱 2.5mg/d。

(2) 双膦酸盐类药物：通过抑制破骨细胞活性来抑制骨吸收。

使用双膦酸盐类药物应清晨起空腹服用，同时饮清水 200 ～ 300ml，至少半小时内不能进食或喝饮料，也不能平卧，以减少对消化道的刺激；静脉注射时要注意血栓性疾病的发生，同时监测血钙、磷、D- 二聚体和骨吸收生化标志物。疼痛明显或有骨折的患者应卧硬板床休息，给予消炎止痛药并对症处理结合中药热敷、理疗等。

还有降钙素，国内外多次研究表明每日服用鲑鱼降钙素 200U 或鼻喷剂 120U/d，可以增强骨质强度，降低骨折发生风险，减轻骨痛，少数患者使用过程中可有面色潮红、恶心等不舒服，注意观察，使用降钙素时还要观察有无低血钙和甲状腺功能亢进的表现，氟化物是骨形成的有效刺激物，在使用氟化物时由于大量的新骨形成，会出现明显的钙缺失，必须补充足够的钙和适量的维生素 D_3，以免发生低血钙，氟化物对骨的作用与剂量有关，因此服用时要严格按照医生的医嘱。每天 15 ～ 20mg 的小剂量氟，即能有效刺激骨形成且副作用小。

5. 谨慎行动，加强防护　老年人，特别是对于独居的老人来说，这显得尤为重要。记得之前跟一家属闲聊，老人一个月之内摔倒过两次。其中一次，还是上厕所时，被自己的拖鞋绊倒的。因此，我们可以从改善他们的生活环境，防止跌倒发生的因素入手。如保持地面清洁干燥，周围环境安静，阳光充足，空气新鲜，浴室安装防滑装置，灯光明亮适宜，居室内要早、中、晚定时开窗通风换气，保持室内空气新鲜，不要穿高跟鞋，穿舒适、防滑的鞋子，上下楼梯扶好把手，不要弯腰提重物等。此外，适量的运动对增加肌肉张力及协调能力有益，有人建议使用髋部护垫，避免外力直接作用于髋部而减少骨折机会。

6. **注重心理调节，保持情绪稳定**　骨质疏松症患者的心理状态对疾病的发生发展及预后有着密切的关系。老年人多与子女分居，生活圈子狭窄，大多患有程度不同的老年病症，如果发生骨折，活动受到限制，身心都极为痛苦，同时增加了家庭负担。所以，患者常有孤独、悲观厌世心理，对疾病的治疗和康复非常不利。因此，患者家属和医护人员都应以满腔的热情，体贴关心患者，耐心细心地做好患者的思想工作。患者家属应经常陪伴在患者身边，及时了解患者的内心感受，并开解患者的不良情绪。鼓励患者加强学习，了解相关知识的基础上，学会调整、控制自己的情绪，善于化解苦恼，转移不愉快的情绪，寻找适合自己的良好的生活方式，充实自己的生活，培养积极乐观的心态，树立战胜疾病的信心和决心，保持良好的心理状态。

7. **掌握疼痛护理知识**　骨质疏松症引起的疼痛主要与腰背部肌肉紧张及椎体压缩性骨折有关，故通过卧床休息，使腰部软组织和脊柱肌群得到松弛可显著减轻疼痛。休息时应卧于加薄垫的木板及硬床上，仰卧时头不可过高，在腰下垫一薄枕。也可通过洗热水浴、按摩、擦拭以促进肌肉放松。同时可应用音乐疗法、暗示疏导等方法，对缓解疼痛也很有效。

8. **牵引患者的护理**　许多骨质疏松症合并骨折的患者需要牵引治疗，对此类患者来讲，很轻微的动作即可引起疼痛或使病情加重。因此我们要学会观察怎样才是有效的牵引呢？皮牵引时胶布绷带松紧是不是合适，有没有胶布过敏如果有不适症状，不要擅自处理要请专业人士处置；保持牵引锤悬空，滑车是不是灵活，牵引绳与身体长轴平行，防止牵引锤着地，牵引绳上不能放置枕头、被子等物品，以免影响牵引效果；滑动牵引的患者要适当抬高床头、床尾或床的一侧，以保证牵引力与体重的平衡。

为防止压疮，我们为每一位患者准备了气垫床，并制作 60cm×60cm 的纯棉布芯软垫垫于臀下，以避免大小便污染及床单更换时给患者带来痛苦和再骨折。软垫如有潮湿或污染，随时更换。教会患者用双肘和健侧下肢用力抬高臀部，以防压疮。

鼓励患者做深呼吸，用力咳嗽，对于咳嗽无力的患者定时拍打背部同时鼓励患者咳嗽，定时开窗通风保持适宜的温度 20 ～ 22℃，适宜的湿度 50% ～ 60%，湿化呼吸道，必要时雾化吸入和扩胸运动以防肺部感染。

保持会阴部清洁，注意个人卫生，女性会阴部及尿道口寄居着大量细菌，应注意外阴部清洁，积极治疗慢性感染性疾病，尽量避免插尿管等操作，鼓励多喝水，每 2 ～ 3 小时排尿 1 次，以防泌尿系感染。

股骨颈和股骨粗隆骨折要注意体位护理，患肢置于外展中立位，保持牵引的效能，观察患肢末梢血供情况，感觉及运动情况，注意牵引后踝关节的运动，防止外旋和内收。

9. 预防深静脉血栓形成　戒烟，长期吸烟会提高深静脉血栓的风险；适当运动，长时间久坐不动也是深静脉血栓形成的危险因素之一，对于深静脉血栓的高危人群应穿弹力袜，弹力袜应该要过膝，使身体保持足够的水分，多饮水也可以预防深静脉血栓。老年人血液黏稠度高，卧床下肢血流缓慢，术后创伤致机体凝血因子释放增加，术前及术中的过度牵引等，易导致深静脉血栓形成。因此应密切观察伤肢疼痛、肿胀的程度及表浅静脉有无曲张、发现异常及时就医，必要时用溶栓药物。

10. 预防压疮　对于长期卧床的患者及家属来说，压疮是很常见的，卧床患者的营养状况一般都较差，一旦发生压疮恢复需要很长的时间，因此我们应避免压疮的发生。大家知道形成压疮的四要素有：压力、摩擦力、剪切力还有潮湿，因此我们就要从这几个方面入手，尽量避免卧床患者的压疮发生，下面我们从以下几个方面一块学习一下。

(1) 做好危险因素及病情评估：对于骨质疏松症引起的需长期卧床的情况，要对患者进行压疮危险评估。对高危患者，尤其长期卧床的患者，需注意避免患者身体某些部位，如骶尾部、肘部、两侧肩胛骨等因长时间被压，局部组织缺血，导致缺乏营养和氧的供给，而导致压疮发生。

一旦发生压疮，要及时治疗，以免发生溃疡而导致细菌感染，防止向深部发展，累及骨骼甚至骨质，引起局灶性骨膜炎或骨髓炎，甚至败血症。

(2) 勤翻身，避免局部长期受压：为避免压疮，家属应积极学习指导患者定时翻身，并按摩皮肤，保持皮肤清洁干燥，保持床单整洁不能有碎屑。

对于不能自己翻身的患者，应根据情况每小时或每 2 小时帮助翻身 1 次，具体要求是进行左、右侧卧、平卧、仰卧位交替、间歇性翻身，以解除局部压迫带来的血液流通不畅，翻身动作要轻柔，防止擦伤皮肤，也可以在骨隆突处垫小枕或气圈以减轻局部压迫，注意气圈充气不要太满，以充气 1/3 为宜，尽可能让患者每隔一段时间就站立，行走 10min，在帮助患者翻身的基础上，定时为患者正确有效的按摩皮肤，对受压部位，可借助酒精、红花油辅助按摩，在脊柱两侧各按摩 5～10min。

(3) 勤洗勤换，避免局部刺激：为保证休养环境的卫生、安全，长期卧床患者对床褥的要求较高，最好使用透气、软硬适中、吸水性好的棉质床上用品，勤于更换，床单要保持平整、干燥、无渣屑。保持患者皮肤的清洁干燥完整，每天用温水为其擦浴 1～2 次，避免使用刺激性洗护用品，对于在床上大小便的患者更应该注意保持皮肤和被褥干燥，便后及时清洗并擦干，必要时用痱子粉扑打吸潮，更换床单时不可用力将床单从患者身下拖出，以免损伤皮肤。

(4) 定时擦澡，保持皮肤清洁、滋润：每天用温开水擦澡、按摩骨突部，促进血液循环，改善局部营养状况，对极度消瘦和营养不良的患者，可定时用 70% 酒精或红花油按摩受压部位。

11. 预防坠积性肺炎　这可能也是一部分患者家属关心的问题，去年我们去一患者家随访，患者为一高龄女性常年卧床，生活不能自理，家属给老人用的是电动床，还给老人买的家用电动吸痰器，老人没有力气咳痰，有时候可能一口痰就会导致很严重的后果，因此做好长期卧床患者呼吸道的护理也非常重要。

(1) 预防上呼吸道感染：骨质疏松症骨折需要长期卧床治疗的患者，由于机体抵抗力减弱，特别是在冬季，气候多变，病原微生物很容易侵入呼吸道引起感染，肺炎是最为严重的呼吸道感染疾病之一，病死率较高。

(2) 定时翻身、拍背：为预防长期卧床的患者发生坠积性肺炎，应尽量协助患者翻身活动，鼓励其深大呼吸，严禁吸烟，尽量取坐位，经常给予拍胸后背有利于痰液咳出。叩背的手法是患者取仰卧位或坐位时，一手扶住肩膀，右手掌屈曲成 15°角，有节奏的自下而上，由外向内轻轻叩打几下，边叩边鼓励患者咳嗽，不可用掌心或掌根，拍打时用腕力或肘关节力，力度应均匀一致，以患者能忍受为宜。

(3) 指导主动咳嗽：取半坐卧位或坐位，鼓励能咳嗽者深呼吸 3 次，在第三次深吸气后屏气数秒钟，然后张开嘴做短暂有力的咳嗽 2～3 次，将呼吸道深部的痰液咳出，咳嗽后做平静而缓慢的放松呼吸。

(4) 少用或不用抑制呼吸的药物：患者痰多且浓稠不易咳出，可以雾化或给予吸氧，必要时可以给予吸痰。吸痰的顺序是：先吸气管内的痰，然后再吸口腔或鼻腔的分泌物，吸痰管尽可能插深，便于吸出深部痰液，螺旋向外抽出黏附在气管内侧的痰液。避免吸痰管在气管内反复上下提插而损伤气道黏膜，每次吸痰时间不能超过 15s。

(5) 注意保持口腔清洁：口咽部是消化道和呼吸道的共同出口，口咽部的细菌极易移行至呼吸道而导致感染。因此，保持患者口腔清洁很重要，可以漱口者经常给患者漱口。同时，对有吞咽功能障碍者，应及时指导患者做吞咽功能训练，防治误吸误咽，如有食物滞留口内，鼓励患者用舌头的运动将食物后送以利于吞咽。

12. 预防泌尿系统感染　泌尿系统感染是卧床患者常见并发症之一，感染途径主要是细菌经尿道外口感染。正常情况下，尿道口周围虽有细菌，一般不引起感染，当抵抗力下降时，致病菌会侵入并沿尿道上行而引起泌尿系感染，因此做好卧床患者泌尿系感染的预防非常重要。

(1) 保持患者尿道外口的清洁：每天清洗阴部，勤换洗内裤，特别是女患者更为重要。养成良好的生活习惯，清洗外阴，用温水即可，尽量不要长期使用消毒剂，排便后最好冲洗外阴。

(2) 多饮水：肾脏排泄的尿液，对膀胱和尿道起着冲洗作用，有利于细菌的排出，对排尿不畅的患者，每天大量饮水，每天 2500ml 以上，每 2～3 小时排尿 1 次，能避免细菌在尿路的繁殖，以排除细菌及毒素，可降低尿路感染的发病率。观察体温的变化并做好记录，高温者可给予温水擦浴或用毛巾包住冰袋放在腋窝或腹股沟处，若高烧持续不退或体温进一步升高，应及时就医。

(3) 去除慢性感染因素：糖尿病、慢性肾脏疾病、高血压等多种慢性疾病，全身抵抗力低，易发生尿路感染，因此，对上述疾病给予积极治疗，是平素日常生活中不可缺少的一个措施，也是预防尿路感染的重要环节。

(4) 留置尿管患者：应严格无菌操作，留置尿管回家的患者应指导患者或家属及时放尿，注意下床活动时引流管位置不能高于膀胱位置，引流管不要打折、弯曲，以免引起引流不畅或逆流，嘱患者多饮水，保持会阴部及周围皮肤清洁防止逆行感染。

13. 康复护理措施

(1) 饮食调理：骨质疏松的患者应多食富含钙和维生素 D 食物，如牛奶、奶酪、豆制品、蛋、肉类、海制品和绿叶蔬菜等。足量钙的摄入，从儿童时期就要重视。主张青少年时期，每日进食钙量（元素钙）1000 ～ 1200mg，成人每日 800 ～ 1000mg，绝经后妇女每日 1000 ～ 1500mg。个体小和蛋白进量较低的人群，钙的摄入可略低于上述量。如果钙剂在进餐后服用，同时喝 200ml 的液体，则吸收较好，分次服比一次服好，戒烟限酒，少喝咖啡、浓茶及碳酸饮料，少吃糖及食盐，少吃腌制食品，养成健康的生活方式。

(2) 正确的姿势

① 卧位：应卧于硬床垫和较低的枕头，使背部肌肉保持挺直。仰卧时应在双下肢下面垫一软枕，以使双髋及双膝微屈，全身肌肉放松，减轻疼痛。侧卧时应使腰椎在同一水平线上，可在腰后垫一枕头，下肢保持稍屈髋屈膝。仰卧位时则要把床摇平，以免腰部过度后伸。

② 站立：肩膀要向后伸缩，挺直腰部并收腹。

③ 坐上下床姿势及下蹲拾物方法：仰卧位上下床，即松解鞋带，坐于床沿，双手伸直放于身体后面支撑上身，慢慢躺下，起床时也应用胳膊支撑上身起床；下蹲拾物法，即先靠近物体，患腿在前、健腿在后，健腿微屈身体重心下移，腰部保持直立蹲下拾物。

(3) 做好安全防护：跌倒是患者骨折的主要因素，防止跌倒是预防骨折的重要措施。

① 家里要有充足的光线，特别是对于视力下降的老年人来说这一点显得尤为重要。睡醒后卧床 1min 再坐起，坐起 1min 再站立，站立 1min 再行走。下雨或下雪天减少外出。

② 保持地面干燥，无障碍物，地毯要固定，有些子女出于孝顺，给父母买了新家具，或重新摆放房间内的家具，但随意改变了老人房子里的格局是不对的。老人记忆里还是原先房间熟悉的格局，这样晚上起夜时，很容易绊倒，因此应尽量减少家里变化，降低跌倒风险。

③ 要穿防滑的鞋不要穿高跟鞋，鞋子大小要合适，尽量别穿系鞋带的鞋。着装要舒适合体，裤腿不要过于肥大或过长。

④ 对于站立不稳的患者，应配置合适的助行器。老年人坐下的时候，椅子

高度要适宜。尽量不要让老人坐软沙发，因为老人下肢没有力量，从软沙发上起来，需要两只胳膊用力支撑，一旦撑不住，就容易摔倒。

(4) 运动护理：运动是防治骨质疏松症最有效和最基本的方法。

运动方法：①力量练习，能够帮助自己的手臂、脊柱的肌肉得到力量的加强，减少骨骼内的矿物质的流失。力量练习的方法是比较多见的，比如举哑铃，这就是非常常见的一种运动项目，但是大家一定要注意力量的掌控，千万不可太过用力。②耐力运动，比如我们所熟悉的慢跑、快走、骑单车等，这些运动对刺激骨的形成、抑制骨的吸收作用比较大，能够增强背部，臀部和腿部的肌肉力量，使自己的骨骼能更好地支撑身体的力量。③水中运动，大家都喜欢游泳，在水中走路的时候，要比在陆地走路的时候艰难，经常游泳，对身材的保持，骨质疏松的出现，都会有着非常好的治疗、调理作用。④平衡训练，这种方法主要是能够预防跌倒，防止髋部出现骨折，是比较重要的运动方式，较常见的运动方法，包括体操、太极拳等，大家可以根据实际情况，选择比较适合的运动方式。

注意事项：运动时一定要避免弯腰或者是运动过度，防止脊柱和腰部受到损伤，跳高和快跑的运动项目，不适合骨质疏松的患者。大家在选择运动项目的时候，一定要结合自身的情况，量力而行。做运动的时候，要防止腰部扭伤，循序渐进地进行运动，才能收到良好的效果。

(5) 理疗：主要包括温热疗法、光疗法、超声波疗法、离子导入疗法。

①低频及中频电疗法、电磁波及磁疗法、按摩疗法。治疗前暴露治疗部位，注意保护正常皮肤，治疗前除去治疗部位的金属物质，检查电极是否放置平整，避免将皮肤灼伤，必要时可外用甘油酒精或用绝缘衬垫保护皮肤，治疗后用温水将皮肤擦拭干净。

②无热剂量的超短波、脉冲超短波、脉冲短波疗法。治疗期除去治疗部位金属物质，保持皮肤干燥，将湿敷料与油膏去除，调整治疗部位电极与皮肤之间的间隙，保证治疗效果。

③无热剂量微波、分米波疗法。治疗前患者取合适体位，除去身上的金属物质，头颈肩部治疗时注意保护眼部，戴防护眼镜。

14. 继发骨折的康复护理

(1) 颈椎骨折的康复护理

①第一阶段：伤后3周内，此时患者一般卧床行颈椎牵引，可行四肢的主

被动运动，保持关节活动度，改善血液循环，防止肌肉萎缩。

②第二阶段：3周至伤后3个月。此期患者颈椎复位成功，已行石膏或支具固定，可逐渐在外固定保护下下床活动，以四肢的主动运动恢复肌力和耐力为主，同时逐渐增加颈肩部肌群等的等长收缩训练；伤后2个月左右，较轻的颈椎骨折可每日定时取下外固定行卧位减重颈部肌群等张训练。

③第三阶段：伤后3个月，此时患者颈椎外固定已去除，可以增加颈部肌群的等张收缩练习，练习强度逐渐增加；同时开始做颈部关节活动度的训练，主要为颈椎前屈、后伸及侧屈练习，适当进行旋转运动，以恢复头颈部柔韧性和灵活性。

(2) 股骨颈骨折术后的康复护理

①自重训练法：如膝关节不能屈曲，可利用小腿的重量屈膝关节，每日3～4次，每次30～40次，屈的角度逐日增大。待此动作完成后，可初步进行膝关节床边悬垂屈伸练习，重复进行，重复20～30次。

②不负重练习法：坐于床上，做最大限度的膝关节屈伸活动，必要时双手加以辅助，每日4～5次，每次20～30下。

③负重练习法：为使膝关节抵达最大运动计划，可做蹲、起运动。可扶椅子或床头。每日2～3次，每次20～30下，角度逐渐增大，1周后可增加下肢肌力，加强膝关节的稳定性。

(3) 桡骨远端、肱骨近端骨折的康复护理

①桡骨远端骨折：a.手指关节。弯曲手指到掌心：每个可以弯曲一点，到掌心还不行。但是可以弯就可以拿一些大而轻的东西了，比如面包。依次和大拇指对指：食指和中指还算可以。后两个手指特别是小指，要费好大的劲才行。伸直手指：可以伸直，可是每过一会重新伸直又比较困难，因此应加强训练。b.加强肘关节屈伸，腕关节旋转运动每天2～3次，每次10～15min。

②肱骨近端骨折：第4～6周，此时骨痂已形成，骨折基本达到临床愈合，锻炼的主要目的是增强肌力，增加肩关节活动范围。按摩松解同前，力度可较前加大。练习前屈功能，让患者上肢靠在墙上，手指带动手臂逐渐向上做爬墙的动作，尽量让胸部贴到墙上。后伸，让患者在健肢辅助下用患肢触摸自己的肩胛骨。外展内收，双手平抓住一根木棍，做左右摆动动作。当骨折已临床愈合后，可解除夹板及外展架，嘱患者每日在家练习上述动作，每日上下午各1次。

15. 康复教育

(1) 选择合适的生活方式。

① 重视运动：经常进行适当的体育锻炼，如散步、走路、太极拳、健身操、轻跳步或原地轻跳等，但不宜剧烈运动。应找到一种适合自己的运动方式，并长期坚持。

② 多接受日光浴：多到户外活动，进行适量日光浴，以增加维生素 D 的生成，并注意防寒保暖。

③ 避免不良嗜好，如抽烟、酗酒，喝过多碳酸饮料等。

④ 不滥用药物：某些药物对骨代谢有不良影响，因此用药时要权衡利弊，不随意用药，不滥用药物，特别是要慎用激素类药物。

(2) 学会预防骨质疏松及骨质疏松性骨折发生：强化全民健康教育，增强骨质疏松症的防治意识，从青少年起多食富含钙、磷食物，少饮酒，少喝浓咖啡、浓茶。哺乳期不宜过长。对患有严重骨质疏松症的患者进行积极有效的综合治疗，开展骨密度检测，提高生活质量。尤其是绝经期后妇女，更需加强预防措施，积极预防骨折。

① 一级预防：合理膳食，多食用鱼、虾、虾皮、海带、牛奶、乳制品、骨头汤、鸡蛋、豆类、绿叶蔬菜等含钙磷高的食品。适当运动，多接受日光照射，不吸烟、不饮酒、尽量不喝咖啡、浓茶及碳酸饮料，少吃糖及食盐，养成健康的生活方式，高危人群应加强随访。

② 二级预防：人到中年，尤其是妇女绝经后，骨量丢失加速，应每年进行 1 次骨密度检查，应积极预防对策，积极治疗与骨质疏松有关的疾病，如糖尿病、类风湿关节炎、慢性肾炎、甲亢、慢性肝炎、肝硬化等。

③ 三级预防：对骨质疏松患者，应积极进行抑制骨吸收，促进骨生成等药物治疗，加强患者的安全管理，预防跌倒、坠床等的发生，对骨折患者及时进行处理：牵引、固定、复位或手术。

④ 预防骨折：骨质疏松症骨折是一个长期的潜在的病理过程，应采取预防为主的方针，对于老年人来说，预防主要抓住以下三个环节。

a. 预防老年人摔跤。摔跤是老年人骨折的最主要诱因。绝大多数老年人摔跤可归咎于其所处的环境，例如，不合适的台阶、门槛，瓜果皮，结冰路面，居室光线昏暗，交通事故，视力下降等。此外老年人步态不稳，手脚不灵活，应变能力差，注意力分散等因素也不容忽视。预防的目的就是在不影响老年人日常生活的前提下，尽量减少发生跌倒的危险因素，预防应从多方面考虑，包括分析和改变老年人内在的危险因素，观察及评估其整体技能、步态和平稳能力，检查周围环境中有无不安全的因素。

b. 适度的运动与劳动。劳动与运动是预防衰老，延年益寿的有效方法之一。虽然老年人机体结构与功能随着年龄的增加发生一系列的生理性退行性变化，但仍然存在提高和改善的可能性。科学的适度运动与劳动，可减低静止和运动时的心率，增加心脏的效率，增加体内"有益胆固醇"——高密度胆固醇，使心理上有健康的形象及增强自信心，松弛心理紧张的情绪，以及控制体重，可使老年人的机体功能得到改善和增强，可减少、减轻老年退行性病变的发生。

c. 老年人运动的注意事项：穿着合适的衣服和运动鞋；不能在饥饿或过饱的情况下运动，用膳后 1h 方可运动；不能在天气太冷或太热的环境中，以及情绪过怒或忧虑时运动；不能在身体疲劳的情况下，或患有急性病时运动，如感冒、肺炎、急性肠胃炎等；最好在空气流通的地方运动；运动时保持畅顺均衡的呼吸；运动前应做数分钟热身运动，运动后应做数分钟放松运动；运动以活动大肌肉及关节为原则，如步行、慢跑、游泳、骑自行车等。避免过分剧烈或有竞争性活动；运动强度和时间，每人可根据自己的体质，循序渐进。每次运动以不感到疲劳为宜或在医生指导下进行锻炼；如在运动过程中出现不适，如胸闷、气促、恶心眩晕等情况，应立即停止运动及坐下，必要时及时就医。

(3) 积极治疗与骨质疏松有关的疾病。

① 积极治疗可引起骨质疏松症的相关疾病。如糖尿病、类风湿关节炎、慢性肾炎、甲状腺功能亢进等。

② 积极治疗骨质疏松引起的相关病症，如骨折、脊柱变形、疼痛等。

(4) 学会做静力性体位训练和步行健身法。静力性体位训练：练习前，一般先深吸一口气，练习时缓缓将气呼出。

颈部：① 两脚自然开立，十指交叉抱于头后，平稳用力将头向前下方压，颈部则施以适当的抵抗力，不让手将头压下。保持此"僵持"姿势 8～10s 或更长时间，然后放松。② 右手置于头右侧，将头向左侧压下，颈部则施以适当的抵抗力，不让手将头压向左侧。保持此"僵持"姿势 8～10s 或稍长时间，然后放松。再换方向练习。

胸部：面部朝墙站立，两臂前平举，以指尖将触而未触墙为度。全身挺直，上身前倾，两手掌扶墙，指尖朝上。屈肘，上臂于前臂成90°角，上身用力靠近墙，两臂保持屈肘姿势撑住上身，不使身体靠墙，胸大肌极度绷紧，保持此静止姿势8～10s或稍长时间，然后放松。

肩部：打开房门，站立于门框内，两臂下垂放松握拳，手背朝前。随即两臂朝两侧分开，以拳抵住门框，好像要将门框撑开一样，三角肌极度绷紧，保持此静止姿势8～10s，然后放松。

背部：立姿或坐姿，两手叉腰，背阔肌绷紧，向两侧张开，保持此静止姿势8～10s，然后放松。

臂部：①坐于桌前，两手拖住桌子下沿，上臂与前臂成90°，好像要将桌子托起一样，肱二头肌极度绷紧，保持此静止姿势8～10s，然后放松。②立姿或坐姿，两臂下垂，两手握拳，手背朝后。手腕尽量弯起，前臂肌肉极度绷紧，保持此静止姿势8～10s，然后放松。

腿部：①半蹲，大腿保持水平，上身尽可能与地面垂直，两臂交叉抱于胸前，股四头肌极度绷紧，保持此姿势8～10s，然后放松。②坐姿，脚尖着地，脚跟尽量抬起，小腿三头肌极度绷紧，保持此姿势8～10s，然后放松。

步行健身法：步行分为正行和倒行，正行和倒行方向相反运动量因人而异，可自行掌握以每日步行大约五千步、小于一万步为宜。步行运动时，要注意姿势和动作要领，全身放松，抬头挺胸收腹，眼视前方，双臂自然摆动，身体重心落在脚掌前部。时间一般以清晨和傍晚为宜。运动强度以不感到第二天疲惫为宜，运动过程中，如有不适及时停止运动。

16. 注意观察病情变化　因此类患者多为老年人，常常合并有其他慢性病，例如心血管疾病、慢性支气管炎、糖尿病等，病情较为复杂，所以在护理过程中除了注意骨折病情变化外，还应细心观察其他病情变化，如发现病情加重或有异常情况，应及时送往医院救治。

二、骨质疏松症的家庭护理

骨质疏松症具有典型性和特殊性，骨质疏松及骨质疏松性骨折的治疗和康复任务繁重棘手，因此，应重视和加强家庭护理，以促进患者康复。患者家属应掌握骨质疏松及骨折后的特征，重视对患者的心理干预、基础护理、并发症的预防和护理，并采取有针对性的护理措施，以减少并发症的发生。

　　骨质疏松及骨质疏松性骨折一般多发于 60—79 岁的老年人，具有外伤力小、致畸率高等特点，高龄患者通常在不经意间于室内滑倒或运动中跌倒造成骨折。没有心理准备，特别是长期卧床的患者，正常的生活不能自理，加之大部分老年人同时患有不同程度的老年病症，增加了家庭负担，心理压力较大，心情错综复杂，情绪可表现出忧郁、悲观、焦虑、恐惧、怕孤独等心理，这对疾病的治疗和康复非常不利。应根据各人不同的心理反应，分析原因，给予及时疏导，排解心理问题。作为患者的家属，应经常陪伴在患者身边，时时了解患者的内心感受，并开解患者的不良情绪，鼓励患者树立战胜疾病的信心和决心，使之保持良好的心理状态。一旦被诊断为骨质疏松及骨折，患者往往都有因疼痛、活动受限而导致心情沮丧、自尊心下降、喜静不活动等问题。而老年人对身体的关注与担忧程度超出青年人，更容易表现为或沉默寡言，或悲伤哭泣，或倔强易怒，或顺从依赖，或是诉说不休等。这就要求患者家属帮助患者建立积极乐观的科学生活态度，保持良好的心理状态，积极配合治疗康复。患者家属要关怀、体贴患者，加强对患者的心理护理，缓解患者的心理压力，帮助患者树立战胜疾病的信心，消除因疾病引起的忧虑和不安，保持乐观的情绪，积极配合治疗。同时还要注意观察患者的情绪变化和病情变化。

　　跌倒是老年人骨折的主要原因，因此应在以下方面多加注意：老年人居住的地方地面要平整，家具要简单并靠墙摆放，东西不要放在老年人经常进出的地方，以免绊倒。老年人洗澡最好坐在凳子上，且不要单腿站立穿裤子，应坐在床上或椅子上穿脱。老人上下楼必须手扶栏杆，踩稳楼梯。家中床铺不宜高，老人夜间上厕所必须开灯，最好先在床上坐一会儿再下地，若猛然起床下地，易发生体位性低血压，导致晕倒受伤。另外，骨质疏松也是造成老年人骨折的主要原因。为减缓骨质疏松，老年人应坚持锻炼身体，每日散步最好超过 60min，同时可适当打打太极拳、跳跳舞等。此外，还要注意多晒太阳，多吃补钙的食物，增加营养，合理膳食，尽量保持心情愉快，增强自我保护的意识，做到防患于未然，更好地提高生存质量。

　　在日常护理中，首先加强用药教育。强调用药须在医生指导下服用，讲解用药的方法、益处及可能出现的不良反应，告知服药的注意事项。给患者补充适当钙制剂，如碳酸钙、葡萄糖酸钙等，注意不可与绿色蔬菜一起服用，防止因钙螯合物形成降低钙的吸收，使用过程中要增加饮水量，通过增加尿量减少泌尿系统结石的机会，并防止便秘。适量维生素 D 的摄入对钙的吸收很重要，不能充分得到日照的老人每日应补充维生素 D。

服用双膦酸盐类药物时，因此类药物的消化道反应最多见，故应晨起空腹服用，同时饮清水 200～300ml，至少半小时内不能进食或喝饮料，也不能平卧，以减轻对消化道的刺激。其次增加营养摄入。老年患者因年龄大、体弱、肥胖或合并有内科疾病，常不能正常进食，容易造成营养不良及骨质疏松。骨质疏松症及骨质疏松性骨折患者一般需要在家静养，家属在了解了病情产生的原因后，应进行科学的膳食安排，对患者进行耐心、细心的说服工作，使之积极配合食疗，请营养护士专门为患者制订喜爱的营养食谱。为了配合骨质疏松的治疗，食物中应增加牛奶、鱼虾、豆制品等含钙高的食物，另外注意加用蛋黄、鱼肝油等含维生素 D 丰富的食物，还应增加营养价值高的蛋白质为患者补充营养，还能促进骨折的愈合。对于起居不方便的患者，还要增加含高维生素和高纤维的食物。同时要注意保持食物的营养均衡，特别是对于有高脂血症和高血压的老年人，尽量做到避免过于油腻，以防营养过剩引起肥胖。选择适合的运动加强功能锻炼。骨质疏松症患者由于疼痛和骨折后的缓慢康复，可能会引起行动不方便，生活不能自理。骨质疏松引起的疼痛的原因主要与腰背部肌肉紧张及椎体压缩性骨折有关，故通过卧床休息，使腰部软组织和脊柱肌群得到松弛可显著减轻疼痛。休息时应卧于加薄垫的木板或硬棕床上，仰卧时头不可过高，在腰下垫一薄枕。也可通过洗热水浴、按摩、擦背以促进肌肉放松。同时应用音乐治疗、暗示疏导等方法对缓解疼痛也是很有效的。长期卧床养病，缺乏必要的锻炼，使得骨组织修复能力失常，从而出现肌肉萎缩、关节功能差，甚至僵硬或挛缩等。故应注意尽可能地让患者进行适当的运动，以促进骨折的愈合和提高免疫力。主要活动的部位包括非固定关节、股四头肌、腰背肌等，提高肌肉的张弛力度和关节的灵活。同时促进血液循环，以防止发生萎缩、粘连和僵硬。在条件允许的情况下尽可能多的进行户外活动，可以借助背架来保护胸和腰椎，利用拐杖进行腿脚运动，接受紫外线照射，以促进皮肤合成维生素 D，促进钙质在骨骼中的沉积。恢复性锻炼运动时，全身和骨骼的血液循环可明显恢复，肌肉的收缩和扩张对骨骼有刺激作用，促进骨形成，减少骨量的流失，可减慢骨质疏松的进展。适度的负重运动能增加骨量，改善骨的质量。因此，老年人应根据自身状况选择适合的运动，如散步、爬山、上下楼梯等，注意不要做引起肌肉过度疼痛的运动，防止外伤、摔倒，加强关节的保护。特别强调要定期进行户外负重运动，多接触阳光。

对于骨质疏松症引起骨折需长期卧床的情况，要对患者进行特殊护理。老年人骨折后由于长期卧床，肺活量变小，容易使支气管分泌物坠积于肺部，引起坠积性肺炎。因此，家人在帮助老人翻身时，还要进行拍背，并鼓励老人咳嗽、做深呼吸，增加肺活量，便于痰液排出，保持呼吸道通畅，防止发生肺炎。老年人骨折后如长期卧床，因其抵抗力较低，致病菌侵入后可沿尿道上行而引起泌尿系感染，且不少老人因害怕麻烦别人而不敢多喝水，结果很容易引起泌尿系感染，特别是女性感染率较高。家人要鼓励老人多喝水，每日进水量应在 2000ml 以上，以增加排尿量，达到清洁尿道和预防感染的目的。老年男性患者因尿道肌肉松弛，膀胱逼尿肌松弛，且多患有前列腺增生症，容易尿急、尿频、淋漓不尽，需耐心护理，及时助其按压膀胱部位，增加压力，便于排尿。由于老年人骨折后活动减少，肠蠕动减弱，又不习惯在床上排便，因而很容易造成便秘。而食物发酵所产生的气体及呻吟时吞入的气体使肠道膨胀，很容易发生腹胀。此时，家人应注意给患者吃些行气、消食、润肠的食物和药物，如山楂、陈皮、蜂蜜等，保持饮食量和膳食纤维素的摄入，也可进行适当的腹部按摩，以肚脐为中心按顺时针方向由里往外做环形按摩，每日 3 次，每次 10min；或做腹式呼吸、热敷等，促进肠蠕动，消除便秘。骨折后，由于长期卧床，缺乏运动，加之手术使血流变得缓慢，创伤引起血管壁损伤和血液处于高凝状态，容易形成下肢静脉血栓。若血栓脱落还会引起肺栓塞而危及生命。所以，在老人骨折康复期间，患者可在医生指导下，适当使用抑制血小板凝集的药物（如阿司匹林等），并练习床上坐起，尽量早活动，促进血液循环。长期卧床休养，要注意避免患者身体某些部位因长时间被压而出现持续缺血、缺氧，营养不良而致压疮发生，一旦产生压疮，要及时治疗，以免发生溃疡而导致细菌感染，防止向深部发展，累及骨膜甚至骨质，引起局灶性骨膜炎或骨髓炎。如果患者出现压疮，不仅增加了患者的病痛，还会引发败血症等。对此，要经常给患者翻身并实施正确的按摩，尽量保持皮肤清洁干燥完整，发现有压疮出现后，及时治疗。对于翻身比较困难的患者，应每隔 2

小时帮助其有效到位地翻身 1 次，具体要求是进行左、右侧卧、平卧、俯卧位交替、间歇性翻身，以解除局部压迫带来的血液流通不畅，尽可能让患者每隔一段时间就站立、行走 10min。在帮助患者翻身的基础上，定时为患者正确按摩，对受压部位，可借助红花、酒精辅助按摩，在两侧轻按摩 5～10min。为保证休养环境的卫生、安全，长期卧床患者对床褥的要求较高，最好使用透气、软硬适中、吸水性好的棉质床上用品，勤于更换。床单要保持平整、干燥、清洁。保持患者皮肤的清洁干燥完整，每天用温水为其擦浴 1～2 次，避免使用刺激性洗护用品，用力要适当，防止不必要的皮肤擦伤。

由于我国人口众多，老龄化程度逐渐加剧，老年人骨质疏松患者也呈逐年上升趋势。而当前国际上有关骨质疏松的护理并无统一标准，文献报道关于老年人骨质疏松护理的现状也均存在很大缺陷。

三、骨质疏松症的社会支持

社会支持是一种重要的社会因素，是指来自家庭、亲属、朋友、同事及党团等个人和组织给予的精神和物质上的帮助和支援，以及个体对社会支持的利用程度。是指个体与个体之间或个体与团体之间的依存关系，这种关系能显示应付短期挑战、应激和社会关系剥夺的能力。包括三个方面：一是客观社会支持，指实际的或可见的社会支持，包括物质上的直接援助和社会关系网络；二是主观社会支持，指的是能体验到的或情绪上的社会支持，即个体感到在社会中被理解、被尊重、被关怀的主观体验和满意程度，以个人的主观感受或体验为标准；三是社会支持的利用度，指的是个体面对挑战或应激，有意识或无意识地利用自己社会支持系统来应付挑战或应激。社会支持是应激性生活事件和抑郁症之间的中介因素之一，良好的社会支持系统能缓解应激性生活事件给个体带来的影响，对健康起着间接的保护作用。此外，社会支持还具有独立作用，不一定要在应激的情况下才能发挥作用，而在于维持个体良好的情绪体验，从而有益于健康。老年人都退休在家，社会上失落感和物价上涨及角色的改变带来生活水平下降。家庭的尊重关怀，精神与物质的支持尤为重要，可以有意识地鼓励患者增加对社会支持的利用度，调动他们的主观能动性，鼓励他们平时多与家人、朋友交往，积极参加集体活动，遇到烦恼或困惑时积极向家人或朋友倾诉与求助，这样有助于增加社会支持的利用度，有利于个体的情绪表达，使社会支持系统的缓冲作用得以更好地发挥，对病情的康复起着重要作用。有研究发现低应激状态的患者得到的总的社会支持及主观社会支持均高于高应激状态的患者，反映出社会支持对于精神应激有缓冲垫的作用，对精神健康有保护作用。

对老年 OP 患者应加强社会支持网络，举办健康讲座、患者俱乐部等活动来提高社区宣传，从而提高老年 OP 患者的社会支持，实现社会的健康老龄化。

（杨秀伟　石晓艳　朱海冬　张山山）

第14章 骨质疏松症的住院治疗和门诊随访

近来国内有报道估算在 2006 年我国骨质疏松症患者近 7000 万，骨量减少者已超过 2 亿人，可想而知到今天为止，那会是一个怎样庞大的数字？50 岁左右的男性和女性在一生中患骨质疏松性骨折的可能性分别为 13.1% 和 39.7%，严重影响以后的生活质量，事实和数据是那样无情，骨质疏松已经成为易被忽视的"冷酷杀手"。

患骨质疏松症后轻者腰腿痛，重者全身骨痛，而且容易并发骨折。骨折后由于长期卧床会产生心脑血管病等并发症而造成死亡。骨质疏松症极大地威胁着老年人的身心健康与生命，那么，正确的做法是什么呢？

一、定期门诊复诊

门诊随访作为一个防治骨质疏松症的关键环节，患者通过与门诊大夫之间的交流可以更好地认识自己的病情变化，在随访中，一般骨密度的检查应建议间隔时间为 1 年，病情发生变化或为调整治疗方案可半年复查 1 次。骨代谢的各种生化指标变化，可以 3 个月复查 1 次。

二、就诊前准备

骨质疏松症患者应在就诊前熟知自己的检查指标，如血糖、血脂等基本生化指标是否达标；其次应了解自己有无脊柱压缩性骨折等并发症的发生及自己病情的变化；患者在来院就诊前要明确自己的就诊目的，把想要问的问题可以提前记在纸上，避免忘记；在来诊时要把自己的病例资料、检查结果、用药记录等带好，从而让门诊医生在有限时间内更好地了解病情，更好地对症治疗。

三、随诊医师选择

初诊时最好选择比较擅长骨质疏松症诊治的医生就诊，从治病开始就可以得到一个比较规范的治疗方案，以及获得饮食、运动等日常生活方面的指导。

四、建立良好的医患关系

骨质疏松作为严重威胁人类健康的慢性重大疾病之一，医生与患者之间的沟通显得尤为重要。患者对糖尿病的认识程度，对治疗方案的理解和关注决定了治疗是否能够成功。

在治疗的过程中，首先，应该相信自己的主管医生，增强治疗的依从性，可以使治疗达到事半功倍的效果，而对于自己的治疗方案或是其他方面有疑惑的地方，应及时与医生进行沟通，从而使自身疾病更好的治疗。

五、骨质疏松症患者住院适应证

骨质疏松症患者在早期可能没有明显的症状，不会影响自己的生活和工作，很多人都不以为是。国内有关资料表明：内蒙古西部地区蒙古族的 OP 患病率为 14.33%，杭州市 50 岁以上女性 OP 患病率为 27.20%，上海市 50 岁以上女性 OP 患病率为 31.12%，如此高的患病率却依然未引起人们的重视。卫生部 2003—2006 年十一省市三甲医院《骨质疏松性骨折规范化治疗的多中心临床研究》显示，骨质疏松髋部骨折患者平均治疗费用已达人民币 16 013.96 元，脊柱骨折平均治疗费用 17 642.24 元；30% 的髋部骨折患者因卧床引发各种并发症而死亡，即使幸存的患者也会有一半的人残废，生活质量显著降低。在很多情况下，患者应尽早考虑住院治疗。

六、骨质疏松症患者住院目的

在住院期间，通过和医生、护士、病友间的交流，掌握一些骨质疏松症防治知识，如果在骨质疏松症的预防阶段做好的话，不仅可以节省医药费用，而且可以降低因骨折而带来的致残率，何乐而不为呢？通过多交流，可以对饮食、运动、口服药物等有一个全面的了解和认识，解决一些平时感兴趣的、不懂的、无暇顾及的问题。期间应积极开展病友间共同学习，共同培养良好的饮食习惯，如戒烟，限酒，少喝浓咖啡、浓茶和碳酸饮料，适当增加摄入含钙、蛋白质高的食品等。在接受药物治疗的过程中，要熟悉药物的禁忌证及不良反应，如双膦酸盐类在使用后会出现发热等症状，所以要及时检测体温变化。

七、做个合格的住院患者

在住院前一定要明确自己为什么要住院，要住多久，有什么样的风险，合理的安排好自己的时间，安心住院；做好入院前的准备，带好自己的日常生活用品；入院后，积极完善相关检验检查，如基本的血糖、血脂等生化指标，骨代谢标志物相关检测及骨密度的检查，骨关节不适部位的 X 线片看是否有骨折的发生等；在饮食方面，要合理搭配自己的饮食，适当增加摄入含钙、蛋白质高的食品，如牛奶、乳制品、大豆、豆制品、芝麻酱、海带、虾米等；适当晒太阳，老人每日至少需要 30 ～ 60min 的户外活动，有利于增加钙的吸收；要注意防跌倒引起骨折，穿衣以轻便合身服饰为佳，裤不宜过长，以免绊倒；穿防滑鞋；着鞋、穿衣坐着进行，以防跌倒；勿伸手够远处物品；若有头晕、眼花、乏力、高热等不适，要卧床休息，不要单独起床。许多研究支持运动锻炼能增加骨量和提高骨的质量，适合老年骨质疏松症患者进行的体育锻炼主要包括：散步、打太极拳和做广播体操等；在住院期间，患者应积极与医护人员沟通，熟悉自己的治疗方案，逐步学会在出院后也能像在住院期间合理安排自己的膳食及运动方案。

八、多渠道掌握骨质疏松知识

患者在确诊为骨质疏松症后，不要惊慌，也不要抱着一种"无所谓"的心态，医护人员的帮助只是一方面，更多的时候需要患者自己去获取知识，可以通过看一些简单易懂的书籍、相关报纸，以及多参加正规医院举办的宣传教育活动，多与病友之间讨论交流等方式，使自己对骨质疏松症有更全面的认识，更好的战胜骨质疏松症。

九、摆脱负面情绪，和骨质疏松症和平相处

临床调查发现，老年骨质疏松症患者受病情的影响，很容易出现烦躁、焦虑、抑郁等不良的情绪。而对于患者来说，这些不良的情绪不仅会影响其治疗的效果，而且会影响之后的生活质量。所以，骨质疏松症患者要学会自己及时摆脱负面情绪的干扰，要用良好的心态面对生活与疾病，保持一个积极的心态，才能和"骨质疏松症"长期作战。

十、综合治疗，全面达标

对于骨质疏松症来说，其疾病本身不可怕，可怕的是其并发症的发生，而骨折便是其严重并发症之一。2009 年美国骨质疏松症诊治进展提出美国骨质疏松性骨折患者数已经超过心肌梗死、脑卒中及乳腺癌患者数的总和，髋部骨折1 年内死亡率为 15% ～ 25%，骨折后有 50% 的患者终身残疾。由此可见，骨质疏松症的并发症相当可怕，有研究者提出患者需要在日常生活中注意以下几点：① 不要做可能引起肌肉过度疼痛的运动；② 太极拳、交谊舞或步行是最适合该病患者的运动；③ 不要弯曲身体进行工作；④ 坐位时身体要笔直，把手中的物体抬高，而不要用脊柱弯曲来适应；⑤ 卧位时保持身体不要弯曲，睡硬板床，枕头不要太高；⑥ 行走时注意安全，防止摔倒；⑦ 在日常生活中不要举重物，拾物时应先蹲下，保持上身平直，不要将头弯曲至腰部以下拾物。

研究证实，糖尿病患者容易发生骨质疏松。糖尿病患者由于存在视力下降、低血糖风险、肌力及机体平衡能力减弱等因素，使其发生骨折的风险比同龄非糖尿病患者高 2 ～ 6 倍。糖尿病患者骨折后需要卧床，因而容易出现血栓、感染及心脑血管病等并发症，导致再次骨折的风险大大增加。如果糖尿病患者发生骨折接受手术治疗后伤口不愈合，则会增加感染的风险。所以，糖尿病患者发生骨质疏松性骨折后的危害性比非糖尿病患者更严重，糖尿病合并骨质疏松已成为不容忽视的健康问题。因此，要采用"综合治疗，全面达标"的治疗原则，综合治疗指的是教育、运动、饮食、药物等，而全面达标，不仅指骨代谢相关指标，还

要包含血糖、血脂等生化指标，这样才能最大限度的减少骨质疏松症并发症的发生，提高自己的生活质量。

　　总而言之，骨质疏松症患者要做到综合治疗，全面达标，在日常生活中不仅要做到与"骨质疏松症"长期作战，而且要做到与"骨质疏松症"友好相处，从而成为一名成功的骨质疏松症患者！

（刘焕娜　王文杰　郑方芳　车金娜）

第15章　骨质疏松症的中医药治疗

"骨质疏松症"是个现代医学名词概念，传统中医学中没有"骨质疏松症"这个词语和概念，但是中医古典医籍中对"骨痿""骨痹""骨枯"的描述与现代医学"骨质疏松症"症状极为相似。比如：《素问·痿论》云："肾主身之骨髓……肾气热则腰脊不举，骨枯而髓减，发为骨痿"；《灵枢·经脉篇》云："足少阴气绝，则骨枯"；《素问·长刺节论》云："……病在骨，骨重不可举，骨髓酸痛，气至，名骨痹"。这些医学古籍对这些疾病描述的共同症状特征为"腰脊疼痛，骨弱无力"。这与现代医学骨质疏松症的症状极为吻合。因此从中医理论上讲，按"骨痿""骨痹""骨枯"对骨质疏松症辨证治疗是完全可行的，中医临床实践中也证明这种观点是正确有效的，特别是近年来通过借鉴现代医学的最新研究成果，中医治疗骨质疏松症较古人又有所突破，比如一些治疗骨质疏松症的中成药上市并在临床广泛使用就是明证。不只是内服药物，中药外用，针灸、推拿疗法治疗骨质疏松症也是行之有效的。

本章主要从中药内服、外用；针灸、推拿等治疗骨质疏松症的方方面面给广大读者详细介绍。

一、骨质疏松症的病因病机

1. 肾虚为主要病因　《医经精义·中卷》言："肾藏精，精生髓，髓养骨，故骨者，肾之合也，髓者，精之所生也，精足则髓足，髓在骨内，髓足则骨强"，"肾者水藏也，今水不胜火，则骨枯而髓虚，故足不任身，发为骨痿"。骨的生长发育、强盛衰弱与肾精充足与否关系密切，肾精充足则骨髓生化有源，骨骼得以滋养而强劲有力；肾精亏虚则骨髓生化无源，骨骼失养而痿弱无力，最终导致髓空骨软、骨髓空虚的骨质疏松。现代医学研究证实，肾虚证者确见骨密度明显低下，肾虚可影响钙、磷代谢，进而使骨密度下降，发生骨质疏松症。有研究表明，肾虚可以通过多个途径影响骨代谢：一方面，肾虚可引起内分泌功能紊乱，下丘脑－垂体－靶腺轴（性腺、甲状腺、肾上腺）功能紊乱，免疫力下降，参与骨代谢的局部调节因子功能紊乱；另一方面，肾虚造成体内的微量元素发生变化，血清锌含量降低，从而影响人体生长发育，进而影响骨骼和全身组织的结构和功能。此外，肾虚对骨质疏松症相关基因的表达、调控也有着不良的影响。这些都证明了肾对骨的主导作用，故称肾虚为主。

2. 肝虚乃关键因素　《素问·五运行大论》云："北方生寒，寒生水，水生咸，咸生肾，肾生骨髓，髓生肝"，道出"肝肾同源""精血同源"的关系。《临证指南医案·痿》邹滋九按曰："夫痿证之旨，……盖肝主筋，肝伤则四肢不为人用，而筋骨拘挛。"张介宾在《景岳全书·非风》一书中提到"……筋有缓急之病，骨有痿弱之病，总由精血败伤而然……"

中医理论认为，肝藏血，主筋，主疏泄，司运动。若肝气充足，筋则有力；肝气衰弱，血不养筋，则动作迟缓不灵活，易于疲劳，不能久立。肝与骨质疏松的关系还体现在肝肾的关系上，肝、肾经脉相连，五行相生，肝为肾之子，肾为肝之母，肾中精气充足则血液得以滋养，如肾精亏损，可致肝血不足；反之，肝血不足，亦能引起肾精亏损，肝血不足，筋失所养，肢体屈伸不利，肾精亏虚，髓枯筋燥，痿废不起，而发为骨痿，即骨质疏松症。由于年老体衰，且妇女一生经、孕、产、乳，数伤于血，若肝藏血功能减退，可形成肝贮存血量不足，而致肝血虚，机体各部分得不到足够的血液营养，气血虚衰同样推动老年性骨质疏松症的演变。现代医学研究证实，慢性肝脏疾病引起的继发性骨质疏松症致病介体包括遗传因素、胰岛素样生长因子－Ⅰ以及各种细胞因子，并且肝脏疾病中降低维生素 D 和使用糖皮质激素将恶化骨骼健康。所以，肝虚在骨质疏松的发病过程中亦起到了关键的作用。

3. 脾虚是重要病因　《素问·太阴阳明论》："脾病而四肢不用何也……今脾病不能为胃行其津液，四肢不得享水谷气……筋骨肌肉，皆无气以生，故不用焉……"《灵枢·决气篇》曰："谷气入满，淖泽注于骨。"《医宗必读·痿》记载："阳明虚则血气少，不能润养宗筋，故弛纵，宗筋纵则带脉不能收引，故足痿不用。"均描述了脾胃与筋骨的紧密关系。

中医学认为脾为"后天之本"，主运化，主肌肉四肢，乃气血生化之源。若脾虚不健，运化水谷失司，枢机不利，则气血生化乏源，血不足以化精，精亏不能灌溉，血虚不能营养，气虚不能充达，无以生髓养骨，致精亏髓空、骨髓失养；另外，脾合肌肉、主四肢，脾虚化源不足，导致肌肉瘦弱，四肢痿废不用，最终导致骨质疏松。现代医学认为中医学中的"脾"除了包括消化系统功能，还与物质代谢系统、免疫系统、神经调节系统、机体循环系统等密切相关，可直接或间接地影响骨钙、镁、磷、蛋白质、微量元素锌及氟等骨矿物质的吸收，进而诱发绝经妇女骨质疏松的发生。故而一般将脾虚作为骨质疏松的重要病因。

4.血瘀为促进因素　王清任《医林改错》中言："元气既虚，必不能达于血管，血管无气，必停留而瘀。"《灵枢·本脏》中论述经脉功能："……经脉者，所以行气血而营阴阳，濡筋骨，利关节……"可见骨骼也必须依靠经脉中之气血营养，若气血瘀滞，脉络瘀阻，可致筋骨关节失养而出现疼痛、痿废。气血是人体一切组织器官生理活动的物质基础，瘀血蓄于体内，壅遏气机，损伤正气，影响脏腑的气化功能，而致脏器愈衰、瘀血聚积的恶性循环，同时妨碍血液中的钙及营养物质正常通过哈佛氏系统进入骨骼，营养骨骼筋肉，影响骨组织间营养物质的代谢吸收，亦可引起或加重肾虚，而致骨骼失养、脆性增加，最终导致骨质疏松症的发生。现代研究表明：微血管改变是瘀血证的病理基础，瘀血是引起骨质疏松性骨痛的重要机制之一，可能与其引起供血不足、微循环障碍，不能正常营养骨组织及神经，而致成骨减少、骨量降低、纤维骨折增加、骨小梁超微结构改变以及骨内压增高等有关。亦有研究证实，血瘀与骨代谢关系密切，是骨质疏松发病的重要病理基础，血瘀可引起骨代谢异常，骨转换和骨量丢失加快，进而发生骨质疏松症。

5.其他因素　除了肝脾肾亏虚、气血两虚、血瘀等病因外，年龄增长、饮食五味失常及运动缺失等因素也是诱发骨质疏松的重要原因。

二、骨质疏松症的中医辨证及分型

徐祖健等认为骨质疏松中医证型主要分为肾阴虚型、肾阳虚型、肝肾阴虚型、脾肾阳虚型、脾胃虚弱型和气滞血瘀型。其所做的临床研究收录了91例患者，第二部分临床研究发现证型分布以肝肾阴虚证为主，腰膝酸软或疼痛的症候最多。

谢林等采用系统聚类法对206例患者进行临床症状调查。症状、体征分布以百分数表达。结果显示 206 例患者中，诊断为肾虚髓亏血瘀占 100%，阳虚为 17.96%，脾虚为 15.53%，血虚为 14.08%，阴虚为 11.65%，经闭、腰酸膝软或疼痛的症候最多。

许超等所进行的绝经后女性骨质疏松症辨证分型与抑郁焦虑关系研究中，发现 70 例患者气血亏虚型 22 例，肝肾阴虚型 21 例，肾阳虚型 15 例，气滞血瘀型 12 例，其中气滞血瘀型患者发生焦虑的比例高于气血亏虚型患者。

本研究综观古代医学对骨质疏松病因病机的认识，将中医证型分为肾阳虚衰证、脾肾阳虚证、肝肾阴虚证、气滞血瘀证四个证型。

1. 肾阳虚衰证　《素问·上古天真论篇》曰："女子七岁，肾气盛，齿更发长；……七七，任脉虚，太冲脉衰少，天癸竭，地道不通，故形坏而无子也。……肾者主水，受五藏六府之精而藏之，故五藏盛，乃能泻。今五藏皆衰，筋骨解堕，天癸尽矣。"其阐述了女性生长发育及衰老特有的生理过程，也说明肾气足，则骨骼强劲。肾主骨，腰为肾之府，为阳气之根。女子天癸竭，肾精虚衰，肾阳温煦受损，不能温养筋骨，致腰膝冷痛。另据研究提示，肾的盛衰与骨矿含量关系紧密，随着年龄的增长，骨骼中的骨矿含量逐渐减少，同时伴随肾虚证发病率的提高。

临床表现为：全身不适，以腰背酸冷疼痛为主，伴精神不振，后背发凉，手足不温或怕冷，喜热饮；舌质淡白而胖，苔白或稍腻，脉沉弱。

2. 脾肾阳虚证　脾为后天之本，肾为先天之本，脾之运化，依赖肾阳的温煦，故有"脾阳根于肾阳"之说。妇女绝经后，肾阳不足，日久累及脾阳不温，水谷精微运化受碍，先后天之本虚衰，气血乏源，血不化精，无以充养先天之精，精亏髓空，骨骼失养以致骨痿。实验研究也发现运用温阳健脾药能够促进小肠对维生素的吸收以及活化，从而促进肠道吸收，预防骨质疏松。

临床表现为：腰脊、周身疼痛，伴面色㿠白，自汗无力，气短懒言，头晕目眩，纳呆食少，便溏；舌质淡红，舌体胖大，边有齿痕，苔白，脉弱或虚缓。

3. 肝肾阴虚证　"女子以肝为先天"，"女子以血为用，以肾为本"，女子一生经、孕、产、乳，多伤于血，天癸尽，肝肾虚损，精血皆亏。天癸枯竭，冲任血海蓄溢失常，肝主藏血，肝阴失养，阴虚日久，血不化精，精不生髓养骨；肝肾同源，肝阴不足，肾阴亦亏损，精不化血，血虚不能濡养筋骨。大量临床应用中，也发现补肝益肾药治疗绝经后骨质疏松症，在改善症状的同时，提高骨密度，改善骨代谢，提高性激素水平，疗效卓著。

临床表现为：腰脊膝酸痛无力，尤以下肢痿软疼痛为主，伴口干舌燥，五心烦热，眩晕耳鸣，失眠多梦，健忘盗汗；舌红少津、少苔或见剥苔，脉细数。

4. 气滞血瘀证　张景岳《景岳全书》中云："凡人之气血，盛则流畅，少则查滞，故气血不虚不滞，虚则无有不滞者。"女子七七四九天癸竭，先天肾精不足，元气亏虚，无精化气，血行无力，郁滞血脉，以致血瘀，血瘀阻于经络筋脉，气血运化不利，终致骨痿。血瘀的产生，以肾阴阳两虚，脾虚气血生化失源为前提，气虚无力推动血液运行，因虚而滞，终致气滞血瘀，气滞血瘀后，精微不布，而致"骨不坚"，促进骨质疏松发生。

临床表现为：平素面色晦黯，皮肤偏黯或色素沉着，容易出现瘀斑，易患疼痛，口唇黯淡或紫，舌质黯有瘀点，或片状瘀斑，舌下静脉曲张，脉象细涩或结代。眼眶黯黑，鼻部黯滞，发易脱落，肌肤干或甲错，女性多见痛经、闭经或经色紫黑有块、崩漏。

刘雷等对 300 例患者进行中医辨证分型发现，脾胃气虚证最多，占总病例数的 23.00%，其次为肝肾不足证占 22.00%，以后依次为肾阳虚证、肾阴虚证、气血不足证、血瘀证、骨痿证、肝气郁结证、痰湿证、湿热证。

郑炜宏等将 215 例骨质疏松症患者进行中医辨证分型，各中医证型间两两比较，结果显示，肾阳虚证的患者骨密度明显低于其他证型，肾虚证 3 个分型的骨密度的比较中，肾阴阳两虚证的患者腰椎骨密度较肾阳虚证、肾阴虚证高，差异具有统计学意义；脾虚证 3 个分型的骨密度的比较中，脾肾阳虚证、脾胃气虚证、脾虚血亏证 3 个证型之间比较差异无统计学意义；肝肾亏虚证与肝血亏虚证之间骨密度比较差异无统计学意义。

康然等将 120 例确诊为骨质疏松症的患者进行骨密度比较，发现临床分型与疾病的严重程度、骨密度的测量值有着良好的对应性，可较好地反映疾病的演变进程，从早期的肝肾不足，症状相对较轻，骨密度低，到后期的肾虚、脾虚、血瘀之虚实错杂病机，症状相对较重，骨密度更低。

支英杰等通过研究认为，绝经后骨质疏松症的不同证候与骨密度存在着一定的相关性。骨量减少人群多表现为血瘀证，骨质疏松或严重骨质疏松人群多表现为肾阳虚证。

廖怀章等通过观察湖南省邵阳地区汉族人群原发性骨质疏松症 464 例，采用双能 X 线骨密度仪测定其骨密度，根据中医证候定性辨证标准判定其证型，得出骨密度的变化与证型之间没有明显相关性的结论。

三、骨质疏松症的中医治法及其特点

中医对原发性骨质疏松症一般辨虚实而论治：对于肾虚证，治以补肾壮骨为主，其中偏阴虚者以滋补肾阴为主，偏肾阳虚者以温补肾阳为主，偏肾精不足者以益精补髓为主；对于脾虚为主者，治以益气健脾为主；对于肝肾亏虚者，治以滋补肝肾为主；对于血瘀证，治以活血化瘀为主。

Ⅰ型骨质疏松症（绝经后骨质疏松症）常发于 40—60 岁的女性，临床表现为全身或腰背疼痛，易骨折，身长缩短，且多伴有自主神经功能失调的症状，如阵发性潮热感，易汗出，心慌，乏力，情绪不稳定，易激动等，是由于围绝经期后雌激素减少所致。其症状表现，类似于肾阴虚证候，治疗以滋补肾阴为主。Ⅱ型骨质疏松症（老年性骨质疏松症）常见于 70 岁以上的老人，以骨的形成不足为特点，除表现为疼痛、身长缩短，甚至驼背或骨折外，多伴有形寒，肢冷，肢软乏力，气短等，类似于肾阳虚证候。针对原发性骨质疏松症的上述特点，故治疗以补肾为主，或滋阴以扶阳，或温阳以配阴。

在临床上我们总结了古今医家对原发性骨质疏松症的中医病机辨证的认识，以脏腑辨证为基础，从精气血虚、气滞血瘀两方面对该病进行辨证，以"虚瘀兼顾"为治疗该病的基本原则。

四、中药内服治疗骨质疏松症

临床常用防治骨质疏松症的单味中药有补骨脂、淫羊藿、杜仲、骨碎补、菟丝子、续断、鹿茸、阿胶、黄芪、人参、枸杞、龟甲、葛根、牛膝、狗脊、熟地黄、当归、丹参、蛇床子等。

临床常用防治骨质疏松症的中成药有：

1. 仙灵骨葆胶囊　用于肝肾不足、瘀血阻络所致骨质疏松症。症见腰脊疼痛、足膝酸软、乏力。每次 3 粒，每日 2 次。

2. 护骨胶囊　用于肾精亏虚证，症见腰脊疼痛、酸软无力、下肢痿弱、步履艰难、足跟疼痛、头晕耳鸣，或原发性骨质疏松见上述证候者。每次4粒，每日3次。

3. 壮骨止痛胶囊　用于原发性骨质疏松症属肝肾不足证。症见腰背疼痛、腰膝酸软、四肢骨痛、肢体麻木、步履艰难，舌质偏红或淡，脉细弱等。每次4粒，每日3次。

4. 骨疏康颗粒　主治肾虚、气血不足所致的中老年骨质疏松症。伴有腰脊酸痛、足膝酸软、神疲乏力等症状者。每次10g，每日2次。

5. 金天格胶囊　具有健骨作用，用于腰背疼痛、腰膝酸软、下肢痿弱、步履艰难等症状的改善。每次3粒，每日3次。

6. 骨松宝颗粒　补肾活血，强筋壮骨。用于骨痿（骨质疏松）引起的骨折、骨痛、骨关节炎，以及预防更年期骨质疏松。治疗骨折及骨关节炎，每次1袋，每日3次；预防骨质疏松，每次1袋，每日2次。

7. 强骨胶囊　补肾，强骨，止痛。用于肾阳虚所致的骨痿，症见骨脆易折、腰背或四肢关节疼痛、畏寒肢冷或抽筋、下肢无力、夜尿频多；原发性骨质疏松症、骨量减少见上述证候者。每次1粒，每日3次。

8. 四妙丸　清热利湿。用于湿热下注所致的痹病，症见足膝红肿、筋骨疼痛。每次1袋，每日2次。

9. 健步丸　本品补肝肾，强筋骨。用于肝肾不足证，症见腰膝酸软、下肢痿弱、步履艰难。每次9g，每日2次。

10. 杜仲壮骨丸　益气健脾，养肝壮腰，活血通络，强筋健骨，祛风除湿。用于治疗风湿痹痛，伴见筋骨无力、屈伸不利、步履艰难、腰膝疼痛、畏寒喜温等症。成人，每次8～12粒；12—13岁儿童，每次6～8粒；8—10岁儿童，每次4～6粒；均每日3次。

11. 大补阴丸　本品滋阴降火。用于阴虚火旺证，症见潮热盗汗、咳嗽咯血、耳鸣。每次6g，每日2～3次。

12. 左归丸　本品滋肾补阴。用于真阴不足证，症见腰酸膝软、盗汗、神疲口燥。每次9g，每日2次。

13. 肾骨颗粒　本品可促进骨质形成，维持神经传导、肌肉收缩、毛细血管正常渗透压，保持血液酸碱平衡。用于儿童、成人或老年人缺钙引起的骨质疏松、骨质增生、骨痛、肌肉痉挛，小儿佝偻病。每次0.5～1袋，每日3次。

14. 六味壮骨颗粒　养肝补肾，强筋壮骨。用于骨质疏松证属肝肾不足者。

每次 1 袋，每日 3 次。

15. 复方鹿茸健骨胶囊　补肾壮骨，活血止痛。用于治疗骨质疏松症属肝肾不足证者，症见腰背疼痛、腰膝酸软、足跟疼痛、头目眩晕、耳聋耳鸣等。每次 5 粒，每日 3 次。

16. 骨康胶囊　本品滋补肝肾，强筋壮骨，通络止痛。用于骨折、股性关节炎、骨质疏松症属肝肾不足、经络瘀阻者。每次 3 ～ 4 粒，每日 3 次。

17. 金乌骨通胶囊　滋补肝肾，祛风除湿，活血通络。用于肝肾不足证，或风寒湿痹、骨质疏松、骨质增生引起的腰腿酸痛、肢体麻木等症。每次 3 粒，每日 3 次。

18. 芪骨胶囊　滋养肝肾，强筋健骨。用于女性绝经后骨质疏松症肝肾不足证，症见腰膝酸软无力、腰背疼痛、步履艰难、不能持重。每次 3 粒，每日 3 次。

19. 健步虎潜丸　本品养血，散风，通络，主治肾气虚损引起的筋骨痿软，四肢麻木，腰腿酸痛，足膝无力，行步艰难。每次 20 粒，每日 2 次。

五、骨质疏松症的中医验方选录

1. 四君逐瘀汤（原发性骨质疏松症）

治法：活血通络，补肾壮骨，健脾益气。

药物组成：桃仁、红花、五灵脂、没药、香附、羌活、秦艽、地龙、川芎、白术、茯苓各 10g，牛膝、当归、党参各 15g，甘草 5g。

2. 固疏右归方（原发性骨质疏松症）

治法：补肾健脾，壮骨补髓，益气养血。

药物组成：补骨脂、骨碎补、熟地黄、当归、杜仲、枸杞、山茱萸、山药、鹿角胶各 15g，菟丝子 12g，牛膝 10g。

加减：症见畏寒肢冷，夜尿频多者加淫羊藿、仙茅、制附子、肉桂等；症见头晕目眩，耳鸣耳聋，五心烦热，潮热盗汗者去补骨脂、菟丝子加黄柏、知母、女贞子、龟甲、鳖甲等；症见胃寒喜暖，五更泄泻，或下利清谷加菟丝子、淮山药、白术、制附子、肉桂等；症见弯腰驼背，四肢关节变形，入夜痛甚者加鸡血藤、穿山甲、三棱、莪术、自然铜等；症见焦虑烦躁，胁肋胀痛，失眠多梦者加玄胡、郁金、龙骨、牡蛎、珍珠母等。

3.补肾健脾活血汤（原发性骨质疏松症）

药物组成：淫羊藿、熟地黄、山药、赤芍、白术、茯苓、丹参、延胡索各15g，党参25g，骨碎补、生地黄、泽泻、山茱萸、牡丹皮、川芎、当归各10g，甘草3g。

4.益肾活血汤（老年性骨质疏松症）

治法：补肾化瘀，强壮筋骨。

药物组成：当归10g，熟地黄、杜仲、槲寄生、牛膝、淫羊藿各20g，红花、桃仁各6g，续断15g，延胡索30g。

5.骨康方（老年性骨质疏松症）

治法：补肾壮骨，益气健脾，活血通络。

药物组成：补骨脂30g，肉苁蓉、淫羊藿、菟丝子、熟地黄、白芍、丹参各15g，黄芪20g，当归10g，大枣5枚。

加减：肾阴虚为主加桑椹子、山茱萸各15g；阴虚火旺者加黄柏10g；肾阳虚为主加狗脊、巴戟天各10g。

6.益肾健骨汤（老年性骨质疏松症）

药物组成：黄芪、鸡血藤各30g，补骨脂15g，骨碎补、菟丝子、狗脊、川续断、川芎、葛根各12g。

7.补肾壮骨汤（老年性骨质疏松症）

治法：滋补肝肾，强筋壮骨，活血通络。

药物组成：淫羊藿30g，熟地黄、黄芪各20g，枸杞子、怀牛膝、杜仲、骨碎补、当归、赤芍、丹参各10g，甘草6g。

8.骨松愈汤（绝经后骨质疏松症）

治法：补肾健脾，活血养血，强健筋骨。

药物组成：淫羊藿、骨碎补、狗脊、巴戟天、熟地黄、枸杞子、当归各10g，川续断、山药各20g，黄芪60g，云苓30g。

加减：伴腹泻加生炒扁豆、肉豆蔻；失眠者加枣仁、首乌藤；自汗加煅龙牡；身体浮肿、尿少加泽泻、车前子。

9.补肝益肾汤（绝经后骨质疏松症）

治法：补肝益肾，阴阳双补。

药物组成：当归、白芍各6g，柴胡、茯苓各10g，续断、淫羊藿各20g，补骨脂、墨旱莲、女贞子各12g，紫河车、炙黄芪、川芎、白术各15g，炙甘草5g。

10.黄芪三仙汤（绝经后骨质疏松症）

治法：补肾壮骨，活血通络。

药物组成：黄芪30g，仙茅、淫羊藿、丹参各15g，肉苁蓉20g，田七5g。

11.补肾活血通络汤（糖皮质激素性骨质疏松症）

治法：滋补肝肾，活血祛瘀。

药物组成：熟地黄20g，山药、杜仲、当归各15g，山茱萸、枸杞子、女贞子、菟丝子各12g，狗脊、川续断各30g，桃仁、红花、陈皮各10g。

偏肝肾阳虚者去枸杞子、女贞子，加肉桂、狗脊、骨碎补各10g；偏肝肾阴虚者去菟丝子，加龟甲（生）5g；牵及下肢疼痛者加牛膝、独活各10g。

12.加味青娥丸（糖尿病性骨质疏松症）

治法：滋肾健脾，益气活血通络。

药物组成：杜仲、补骨脂、丹参各12g，核桃仁、山药各15g，鹿角胶（烊化）6g，黄芪、煅龙骨、煅牡蛎各30g。

13.左归丸合桃红四物汤加减方（原发性骨质疏松症）

药物组成：熟地黄、枸杞、杜仲、赤芍、续断各15g，山茱萸、川芎、当归各12g，红花、鹿角胶各10g，黄芪20g。

14.加味阳和汤（绝经后骨质疏松症肾阳虚证）

药物组成：龟甲、丹参、枸杞子各15g，鹿角胶12g，熟地黄、白芥子各10g，肉桂3g，生麻黄、干姜、甘草各2g，土鳖虫6g，桑寄生30g。

加减：若血压偏高者，加地龙12g，豨莶草15g，杜仲30g；大便秘结，加槟榔、桃仁各10g，火麻仁15g；纳呆，加炒麦芽15g；夜寐不安，加首乌藤30g。

15.龟鹿坚骨汤（老年性骨质疏松症）

治法：补肾填精，健脾益气，活血通络。

药物组成：龟甲、鹿角片、淮山药、山茱萸各15g，淫羊藿、补骨脂、杜仲各12g，生黄芪30g，当归10g，生甘草6g。

加减：阳虚者，加肉苁蓉10g，狗脊15g；阴虚者，加枸杞子20g，鳖甲8g；气血两虚者，加党参、茯苓各20g；血瘀者，加参三七6g，土鳖虫8g；腰膝酸软无力或伴压缩性骨折者，加续断、骨碎补各15g。

16. 黄芪三仙汤（绝经后骨质疏松症）

治法：补肾壮骨，活血通络。

药物组成：黄芪30g，仙茅、淫羊藿、丹参各15g，肉苁蓉20g，田七5g。

17. 益骨饮（绝经后骨质疏松症）

治法：温补肾阳，益精填髓，健脾和胃，养血活血。

药物组成：淫羊藿、骨碎补、茯苓各15g，熟地黄12g，黄芪、党参、丹参各20g，当归、白术各10g，干姜、川芎各8g。

18. 益肾护骨方（绝经后骨质疏松症）

治法：益肾护骨，健脾益气，养阴通络。

药物组成：淫羊藿、补骨脂、山茱萸各15g，熟地黄25g，杜仲10g，山药20g等。

19. 益肾通络汤（老年性骨质疏松症）

治法：补脾益肾，活血通络。

药物组成：党参15g，炙黄芪30g，熟地黄、山药、仙茅、狗脊、续断、当归、赤芍、炒白芍各10g，川芎、僵蚕各6g，阿胶（烊化，冲服）10g，蜈蚣（研末，吞服）2条。

加减：偏脾虚，加炒白术10g，炒苡仁30g，升麻6g；偏肾阴虚，加女贞子、墨旱莲、龟甲各10g；偏肾阳虚，加鹿角胶、补骨脂、肉苁蓉各10g；疼痛较甚，加制乳香、制没药各10g。

20. 补肾健脾汤（原发性骨质疏松症）

药物组成：熟地黄20g，山茱萸、枸杞子各12g，淮山药、杜仲、补骨脂、骨碎补各15g，党参、黄芪各20g，白术、茯苓、炙甘草各10g。

21. 疏肝益肾汤（绝经后骨质疏松症）

治法：补肝益肾，阴阳双补。

药物组成：补骨脂12g，紫河车、炙黄芪、淫羊藿、巴戟天、杜仲、川芎各15g，葛根、柴胡、白术、茯苓各10g，白芍、当归各6g。

22. 骨刺汤

治法：祛风除湿，舒筋活络，止痛。

药物组成：熟地黄、白芍、木瓜各20g，水蛭、鹿衔草、骨碎补、鸡血藤各

15g，淫羊藿、肉苁蓉各 10g。

加减：患于颈椎，加葛根 12g；患于胸椎，加狗脊 12g；患于腰椎及下肢，加杜仲、怀牛膝各 12g。

23. 健骨愈疏汤（原发性骨质疏松症）

治法：补肾填精，健脾益气，活血通络。

药物组成：西潞党、炙黄芪、丹参各 15g，补骨脂、紫河车、淫羊藿、炒白术各 12g，当归、炙甘草各 6g。

24. 加味壮腰健肾汤（绝经后骨质疏松症）

治法：补肾壮骨，活血止痛。

药物组成：狗脊、金樱子、桑寄生、千斤拔、牛大力、菟丝子、女贞子、延胡索、当归各 10g，赤芍、白术、鸡血藤各 15g。

25. 辨证施治

(1) 肾阳虚型：畏寒怕冷，腰背酸痛，四肢不温，神疲乏力，语音低微，胃纳不振或饮食不化，大便不实，小便清长，夜尿频多。舌质淡红，或胖而有齿痕，苔薄白或白腻，脉多细弱无力。治疗当以温补肾阳为主。

方药：杜仲、桑寄生、续断各 12g，熟附片（先煎）9g，肉桂（后下）、仙茅各 6g，熟地黄 15g，山茱萸、淫羊藿各 10g。

(2) 肾阴虚型：腰背酸痛，午后及夜间有烘热感，手脚心发热，两颧潮红，夜间盗汗，心烦心悸，失眠多梦，口干不多饮，胃中嘈杂，大便干结。舌红少苔，少津，脉多细数。治疗当以滋阴补肾为主。

方药：熟地黄 30g，枸杞子 12g，杜仲、知母、山茱萸、桑寄生、鹿角片各 10g，黄柏 6g，龟甲、山药、牛膝各 15g。

(3) 痹证型：腰背疼痛明显，转侧不利，阴雨或劳累后加重，得暖或休息后减轻，疼痛呈刺痛或钝痛。舌淡红，苔薄白或白腻，或有瘀点。舌底静脉可见曲张青紫，脉弦紧或浮涩。治疗当以补益肝肾、宣痹通络为主。

方药：杜仲、续断、羌活、独活、秦艽、五加皮各 10g，细辛 3g，生黄芪 30g，红花 5g，当归 15g，桑寄生、苍术各 12g。

26. 骨伟丹（骨质疏松症）

治法：健脾益肾，强壮筋骨。

药物组成：党参、黄芪、山药各 50g，白术、茯苓、山茱萸、鹿角胶、川续断、杜仲、牛膝、丹皮各30g。

27.二仙补肾汤（老年性骨质疏松症）

治法：滋养肝肾，壮阳生髓。

药物组成：仙茅、淫羊藿、骨碎补、山药、山茱萸、泽泻、茯苓、牡丹皮、肉桂、川牛膝各10g，熟地黄15g，附片5g。

加减：阴虚火旺引起骨蒸潮热、盗汗、舌红少津、少苔或无苔、口干、脉细数者，去附片、肉桂，加知母、黄柏；气短乏力、舌淡胖边缘有齿印、脉细数者，加黄芪、太子参；头晕心悸、舌淡脉细无力者，加枸杞子、鹿角胶；疼痛加锥刺或抽掣样痛者，加蜈蚣、全蝎；阴雨寒冷疼痛加剧、得暖减轻者，加川乌、草乌。

28.二仙坚骨汤（老年性骨质疏松症）

治法：益肾补脾，强筋壮骨。

药物组成：仙茅、淫羊藿各12g，当归15g，知母、巴戟天、炙内金各9g，川柏6g，生黄芪30g，熟地黄24g，炙自然铜、生龙骨、生牡蛎（三者先煎）各24g。

加减：阴虚者，加龟甲、枸杞子；阳虚者，加鹿角胶、肉苁蓉；气血二虚者，加党参、茯苓、阿胶、紫河车，血瘀者，加地鳖虫、参三七。

29.补骨汤（老年性痛性骨质疏松症）

治法：填精补髓，强健筋骨。

药物组成：鹿角胶、淫羊藿、枸杞子、骨碎补、陈皮、蛇床子各10g，龟甲（先煎）、川续断各15g，熟地黄20g。

30.补肾益精方

治法：补肾壮骨，益髓填精，滋阴养血，补气健脾。

药物组成：女贞子、菟丝子、熟地黄、龟甲各30g，枸杞子、山药、补骨脂、骨碎补各20g，黄芪、鹿角霜各15g。

加减：偏于肾阳虚者，加入补肾阳的药物（如杜仲、附子、肉桂等）；偏于肾阴虚者，加入补肾阴的药物（如山茱萸等）。

31.益肾密骨方

治法：滋补肝肾，填精养血补髓。

药物组成：熟地黄24g，杜仲、枸杞子、川续断、当归、肉苁蓉、生白芍、鸡血藤、川牛膝各15g，巴戟天、鹿角霜、知母各10g，淫羊藿、五加皮各8g。

32.益肾健脾方（老年性骨质疏松症）

治法：益肾健脾，生精坚骨。

药物组成：熟地黄、茯苓各15g，淫羊藿、党参、山药、补骨脂、杜仲、牛膝、枸杞各12g，制首乌10g。

加减：阴虚明显者，加山茱萸、女贞子各12g；阳虚明显者，加巴戟天12g，肉苁蓉10g。

33.益肾壮骨汤（绝经后骨质疏松症）

治法：滋阴补血，填精益髓，强筋壮骨，疏通经络。

药物组成：熟地黄、枸杞、续断各20g，鸡血藤、五加皮、炒杜仲各25g，党参、骨碎补、狗脊各15g，炙甘草、龟甲胶（烊化）、鹿角胶（烊化）各10g。

加减：脊柱有楔形改变者，加三七粉5g冲服；兼风湿者，加羌、独活各10g，威灵仙、苍术、白术各15g；兼项背不舒者，加葛根25g，羌活10g。

34.补肾健骨汤（老年性骨质疏松症）

药物组成：熟地黄20g，枸杞子8g，菟丝子、牛膝、鹿角胶、龟甲胶、淫羊藿、肉苁蓉、山茱萸各10g，丹参、山药各15g，田七（为末冲服）3g。

加减：偏阴虚者，加知母、黄柏；偏阳虚者，加制附子、肉桂；气血两虚者，加黄芪、当归；腰膝酸软无力或伴压缩骨折者，加续断、杜仲、骨碎补；骨痛症明显者，加重活血祛瘀药量，或加用土鳖虫、乳香、没药等，以加强其活血祛瘀止痛作用；脊椎骨折合并腹胀、便结不通、形体壮实者，加用桃仁承气汤，以通便消胀，攻下逐瘀。

35.补肾宁骨汤（原发性骨质疏松症）

治法：补肾为主，兼补气血。

药物组成：何首乌15g，枸杞子、川续断各12g，杜仲、骨碎补、川芎、当归、川牛膝、桑寄生各10g，甘草5g。

36.壮骨益髓汤（原发性骨质疏松症）

治法：滋补肝肾，壮骨荣筋。

药物组成：熟地黄20g，杜仲、黄精、山药、枸杞子各12g，淫羊藿15g，菟丝子、骨碎补、牛膝、茯苓、金樱子各10g，芡实8g，生甘草5g。

　　加减：有畏寒肢冷，腰膝冷痛，得温则舒，遇寒则重，小便清长，夜尿增多者，去芡实、骨碎补，加鹿角、益智仁；腰膝酸痛，手足心热，心烦失眠，潮热盗汗或自汗者，去茯苓，加龟甲；对面白无华、手足浮肿、四肢乏力、懒言少动者，去淫羊藿、芡实，加阿胶、桑椹子、泽泻。

　　37.壮骨汤（原发性骨质疏松症）

　　药物组成：淫羊藿、桑寄生、丹参各15g，骨碎补、杜仲、川木瓜、黄芪各20g，熟地黄、狗脊、续断、无名异、当归各10g。

　　38.老年性骨质疏松症

　　药物组成：淫羊藿、菟丝子、山药、黄芪、川续断、狗脊各30g，枸杞子、补骨脂、茯苓各15g，骨碎补10g。

　　加减：阴虚火旺，骨蒸潮热，盗汗，舌红少津，口干，脉细数者加女贞子30g，黄柏10g，知母15g，气短乏力，舌淡肥边缘有齿印，脉细数者，加党参15g；阴雨寒冷而症状加剧，得暖减轻者，加川乌、草乌各8g，细辛3g。

　　39.补肾活血汤（老年性骨质疏松症）

　　治法：补肾活血，通络止痛。

　　药物组成：熟地黄20g，山药、杜仲、当归各15g，山茱萸、枸杞子、女贞子、菟丝子各12g，狗脊、川续断各30g，桃仁、红花、地鳖虫、陈皮各10g。

　　加减：偏肾阳虚者，去枸杞子、女贞子，加鹿角胶、肉桂10g；偏肾阴虚者，去菟丝子，加生龟甲15g；牵及下肢疼痛者，加牛膝、独活。

　　40.骨痿汤（老年性骨质疏松症）

　　药物组成：熟地黄25g，山药、鹿衔草各20g，淫羊藿、山茱萸各15g，当归、自然铜、菟丝子、白术、党参各12g，茯苓、川芎各10g，地龙8g，甘草6g。

　　加减：肾阳虚者，加肉桂、杜仲；肾阴虚者，加龟甲、枸杞；气血两虚者，加首乌、黄芪；有外伤史、痛剧者，加赤芍、鸡血藤。

　　41.补肾活血汤（老年性骨质疏松症）

　　药物组成：熟地黄、山药、泽泻各20g，鸡血藤、桃仁、三七、附子各10g，杜仲、山茱萸、牛膝各15g，茯苓25g，延胡索5g，黄芪30g。

六、中药外用治疗骨质疏松症

（一）中药外用治疗

1.骨灵膏配合荷桂外洗方

骨灵膏组成：杜仲、全当归、川芎、山慈姑、白药子、重楼、羌活、独活各500g，生半夏、生南星、苍术各300g，威灵仙600g，麝香2g，麻油4000g，醋精粉、广丹各适量。

制法：上药除麝香外均放在麻油中浸3～5天，先用武火熬30～40min，待药渣至枯黄色后去渣，再用文火熬于滴油成珠，下广丹充分拌匀，再稍冷加醋精粉及麝香充分搅拌后收膏，然后摊牛皮纸上即成。功能：疏风活络，活血止痛，消坚散结。同时取骨灵膏火上烤溶后趁热敷患处，2～3天更换1次，连敷1个月为1个疗程，如无不良反应可连敷40～60天。

外洗方处方：半枫荷60g，桂枝18g，大黄20g，生草乌、生川乌、宽筋藤、海桐皮、王不留行、入地金牛、透骨草各30g。

制法：将上药加水2000ml，煎取1000ml，待药液温度适宜时，用小毛巾浸泡药液后稍拧干，置于腰背部湿热敷，反复多次，直至药液变凉。每天2次，10天为1个疗程。

2.外敷乌鸡膏

组成：乌鸡1只，白花蛇2条，蛤蚧1对，蜈蚣30条，甲鱼1个，穿山甲、海桐皮、千年健、贯众、当归、川乌、天麻、红花、细辛、枸杞、地骨皮、苍耳子、枳实、五灵脂、海马、秦艽、荆芥、良姜、乌药、阿魏、桔梗、威灵仙、桃仁、五味子、皂角、生地黄、补骨脂、阿胶、藁本、牛膝、土鳖虫、钩藤、公丁香、血余炭、儿茶、狗骨、沉香、象皮、熟附子各6g，商陆、鹿茸、琥珀、三七、车钱子各30g，干姜、乳香、沉香、陈皮、全蝎、桂枝、肉苁蓉、川芎、防风、防己、透骨草、巴戟天、地枫、杜仲、紫草、五加皮、血竭、苍术、木瓜、赤芍、自然铜各90g。

制法：制成固体硬膏剂约30kg。每次应用100g，将100g膏药放入80～90℃水中烫温5～10min，膏药黏软后将其摊于白布上，厚约0.3cm，面积约为

20cm×25cm，以病变痛点为中心，平贴于腰背部，2周更换1次。

3. 何氏骨科续断接骨散

组成：当归、川芎、杜仲、续断、土鳖虫、乳香、血竭。功效：接骨续筋。

两侧腰背部外敷止痛壮骨散（组成：杜仲、三七、续断、木瓜、天麻、五加皮、肉桂）。

4. 中药药泥

组成：艾叶、红花、干姜、桂枝各20g，陈皮、白芷各10g，细辛5g，防风、当归各15g等。

中药打粉后加入温水、凡士林调制成药泥，温度约40℃，平铺患者腰背部（20cm×10cm×1cm）约30min，去掉药泥。每日1次，7次为1个疗程。

艾叶、桂枝、干姜、红花各20g，防风、当归各15g，陈皮、白芷各10g，细辛5g等。

中药打粉后加入温水、凡士林调制成糊状（1000g），药泥温度约40℃，平铺患者腰背部（20cm×10cm×1cm）约20min，拿掉药泥，每日1次，10次为1个疗程。

外洗方：艾叶30g，花椒15g，白矾6g，地榆20g，食盐少许。

煎取汁1000ml，熏洗患处，每晚1次，每次30min，10天为1个疗程。

（二）中药治疗骨质疏松现代药理学研究

中药治疗骨质疏松症常用的药物以归肝、脾、肾经的补阳药、补血药及活血化瘀药等为主，性多温、平，味辛、苦、甘。熟地黄、当归、淫羊藿、骨碎补、牛膝、杜仲、山药、补骨脂、黄芪、茯苓、白芍等是临床治疗骨质疏松症常用的核心药物。

1. 淫羊藿　淫羊藿苷是淫羊藿最主要的活性物质，是从淫羊藿中分离出来的最主要的有活性的黄酮类成分，是骨合成代谢的动因，能防止去卵巢大鼠和绝经期后妇女的骨质流失。单独淫羊藿苷的作用已经在切除卵巢的大鼠研究中得到证实，研究中，淫羊藿苷被证实能够增强骨密度和骨强度，并且防止血钙、磷和17β-雌激素水平的降低。

体外实验结果还证实，淫羊藿苷通过雌激素受体激活细胞外调节蛋白激酶1/2途径增强成骨细胞的分化，这可能解释淫羊藿苷对糖皮质激素诱导的骨质流失的保护作用。有学者研究淫羊藿苷对成年雌性大鼠成骨细胞的作用，结果发现淫羊藿苷能通过诱导BMP-2/Smad信号分子和一氧化氮综合体，将信号转运至细胞核。一氧化氮调节核心结合因子（Cbfa1/runx2）基因表达，继而导致成骨细胞增殖和分化。

BMP-2/Smad信号通路在促进成骨细胞分化过程中有重要作用。但该作用的详细分子机制尚未完全阐释清楚。研究发现淫羊藿苷能促进MC3T3-E1成骨细胞的增殖和减少细胞凋亡，上调细胞蛋白E阳性调节因子信使RNA表达水平，促进细胞核抗体分泌，抑制阴性调节基因的信使RNA表达，细胞周期蛋白依赖激酶抑制药生成量减少，降低凋亡蛋白酶的活性。淫羊藿苷也促进MC3T3-E1细胞的增殖和矿化，这可通过增加的分化标志物——碱性磷酸酶和Ⅰ型胶原以及茜素红染色的骨结节形成看到。

为研究其根本的机制，实验又检测了淫羊藿苷对丝裂原激活蛋白激酶信号的效应。结果发现淫羊藿苷快速诱导细胞外调节蛋白激酶和终端激酶的活性。丝裂原活化蛋白激酶的特殊抑制药，能减少淫羊藿苷的对成骨细胞的效应。

另外，成骨细胞加上雌激素受体拮抗药减低淫羊藿苷诱导的增殖和矿化，并降低细胞外调节蛋白激酶、终端激酶的磷酸化水平。淫羊藿苷、补骨脂素和熊果酸分别是淫羊藿、补骨脂和女贞子的活性成分，有学者观察三者对皮质激素诱导的骨质疏松模型大鼠的骨髓间充质干细胞基因表达的影响，结果发现，淫羊藿苷、补骨脂素和熊果酸和正常组比较能改变基因表达，这3种活性物质均作用于包含成骨细胞分化、细胞周期调节和细胞代谢以及Notch信号通路的基因表达，从而促进骨组织形成。

2. 熟地黄　熟地黄具有显著的抗骨质疏松作用，其环烯醚萜苷类成分梓醇和苯乙醇苷类成分毛蕊花糖苷可通过调节BMP和IGF/IGF-1R信号通路及促进β-catenin的积累，增加成骨细胞的增殖和分化。

3. 当归　生当归及其不同炮制品补血机制即通过恢复谷胱甘肽代谢通路，磷酸戊糖途径，甘氨酸、丝氨酸与苏氨酸代谢，氨基糖和核苷酸糖代谢，丙氨酸、天冬氨酸和谷氨酸代谢来干预血虚。

4. 骨碎补　骨碎补的主要化学成分是黄酮类化合物、脂溶性成分、木脂素类化合物、挥发油等。其中黄酮类化合物包括二氢黄酮和儿茶素类及其衍生物，二氢黄酮的代表柚皮苷是骨碎补的主要药效成分。

当前众多的研究主要集中在黄酮类化合物防治 OP，骨碎补的其他提取成分是否有防治 OP 的作用，有待进一步研究。骨碎补可以影响成骨细胞与破骨细胞的增殖、分化和功能。骨更新过程中破骨与成骨是一种"偶联"形式（Coupling），当这种偶联形式发生失衡，即可导致骨量和骨质的变化，从而造成如 OP、骨折等一系列的骨代谢疾病。

研究发现，骨碎补提取物可以在骨形成过程中促进成骨细胞的增殖、分化及钙化，同时在骨吸收过程中抑制破骨细胞活性和破骨细胞性骨吸收。秋荣昆等发现骨碎补提取液能够促进成骨细胞的增殖、分化，在一定范围内促进作用与药物剂量成正比，1000mg/L 的骨碎补提取液能够明显的促进成骨细胞的增殖分化，且促进作用随浓度升高而增加，于 1500～1600mg/L 时达到最大效应。其作用机制是提升成骨细胞中 OPG mRNA 的表达水平，且此促进作用能被雌激素受体抑制药 ICI182780 所阻断，因此推测这个过程与雌激素受体通路有关。

此外，研究证实骨碎补水提物能够促进成骨细胞的钙化，其机制是促进矿化相关的骨钙素、碱性磷酸酶、骨桥蛋白的 mRNA 表达，同时不影响胶原蛋白 mRNA 的表达，并缓解了细胞免受凋亡的影响。实验证实骨碎补能抑制破骨细胞的生长，不仅对破骨母细胞向成熟破骨细胞转化有抑制作用，而且对破骨细胞性骨吸收有抑制作用。骨髓间充质干细胞可诱导分化为成骨细胞或脂肪细胞等。

实验证实骨碎补提取物对骨髓间充质干细胞有保护作用，且不同浓度的骨碎补总黄酮均能促进其定向分化为成骨细胞，低浓度的促分化作用尤为明显。其促分化的作用机制与骨碎补提取物能上调成骨细胞转录因子 Cbfa1 表达水平有关。趋化因子 CXCL12 是一种分泌型蛋白，能动员造血干细胞使其具有迁移归巢的特性。CXCL12 与其特异性受体结合后可以在组织损伤及骨损伤修复过程中发挥重要作用。

刘国岩等研究发现 2000mg/L 骨碎补提取液能促使骨髓间充质干细胞分泌 CXCL12，进而有利于骨组织的修复和重建，影响骨髓基质细胞的功能。骨髓基质细胞是成体骨髓中的一种多功能干细胞，可诱导分化为成骨细胞、软骨细胞、脂肪细胞等。其与骨髓间充质干细胞的异同颇有争论，但可以肯定两者均有成骨分化的作用。研究发现骨碎补提取液能诱导促使骨髓基质细胞分化为成骨细胞，但与浓度密切相关，高浓度对骨髓基质细胞促破坏作用，而中、低浓度却促使骨髓基质细胞定向分化为成骨细胞。其促分化的作用机制尚不明确。

5. 牛膝　牛膝中的三萜皂苷类成分可以抑制破骨细胞形成从而发挥抗骨质疏松的作用。于大等以牛膝中三萜皂苷进行抑制破骨细胞形成的实验显示竹节参苷Ⅳa、竹节参苷Ⅳa丁酯、竹节参苷Ⅳa甲脂、竹节参苷Ⅴ、木鳖子皂苷Ⅰb均有较强的抑制活性，且抑制作用具有可逆性。国内学者李建新等发现牛膝醇提液的乙酸乙酯、正丁醇部位具有骨吸收亢进抑制作用，活性成分为三萜皂苷类，并以齐墩果酸的葡萄糖酸苷活性最强；其中正丁醇部位对大鼠双侧卵巢摘除模型的骨密度降低具有明显的防治作用，且未见雌激素样副作用。

6. 杜仲　杜仲作为防治OP的传统中药，具有类雌激素样作用，可提高去势大鼠血清中雌二醇含量，进而有效地阻止大鼠去势引起的骨丢失，并且未发现副作用；杜仲提取物可促进成骨细胞增殖，诱导BMSCs向成骨方向分化而抑制其向成脂方向分化，这是杜仲防治OP在细胞水平的主要机制；杜仲中的黄酮类和木脂素类化合物是其防治OP的主要有效成分。

7. 巴戟天　巴戟天对成骨细胞有影响。国内学者洪懿燊等研究发现巴戟天提取物能促进成骨细胞的增殖，上调抑制凋亡基因Bcl-2及下调促进细胞凋亡基因Bax表达，从而抑制成骨细胞的凋亡，此外他们还提出巴戟天的提取物能促进Cbfα1的表达及促进成骨细胞分泌骨钙素，这在防治骨质疏松症的方向上发挥一定作用。

国内学者崔可赜等通过观察巴戟天多糖含药血清对体外成骨细胞活性及DKK-1表达的影响发现，巴戟天多糖含药血清可以明显增加成骨细胞的增殖和分化能力，同时，可降低DKK-1蛋白的表达，提出这可能就是巴戟天多糖防治骨质疏松的机制。何剑全等观察巴戟天含药血清对原代破骨细胞RANK和CAⅡ mRNA表达的影响，他们将大鼠分为正常组，骨质疏松组，骨质疏松+雌激素组，骨质疏松+巴戟天含药血清组，最后发现巴戟天可降低骨质疏松大鼠破骨细胞RANK和CAⅡ mRNA的表达，从而达到抑制骨质疏松的作用。

国内学者王青华将去势大鼠原代破骨细胞分为4组：A组为正常对照组，B组给予17β-雌二醇10～6mmol/L，C组给予1.0mmol/L巴戟天，D组给予17β-雌二醇10～6mmol/L和1.0mmol/L巴戟天进行培养，发现B组破骨细胞数量、骨吸收陷窝面积相、CAⅡ、RANK mRNA基因表达水平均低于A组，说明巴戟天可有效抑制骨质疏松大鼠破骨细胞CAⅡ、RANK mRNA基因表达，降低大鼠骨吸收，抑制骨质疏松。对成骨-破骨细胞共育体系的影响，郑素玉等取 24h 内新生 SD 乳鼠头盖骨分离培养成骨细胞，取 5 周龄 SD 大鼠四肢长骨骨髓基质细胞，诱导培养破骨细胞，体外建立成骨 – 破骨细胞共育体系。使用高、中、低 3 种浓度巴戟天含药血清组培养共育体系，干预 3 天后，检测共育体系中 CA Ⅱ、NFAT2 mRNA 的表达，发现不同浓度的巴戟天含药血清对 CA Ⅱ、NFAT2 mRNA 均有抑制作用，且其抑制作用表现出一定的浓度依赖性，提示巴戟天含药血清有抑制共育体系中破骨细胞成熟及其发挥骨吸收功能作用。

国内学者黄慧等取健康 5 周龄 SD 大鼠的四肢长骨骨髓基质细胞，诱导培养破骨细胞，用 24h 内新生 SD 乳鼠头盖骨分离体外培养成骨细胞。共育 2 天后，分别改用不同浓度巴戟天含药血清与不含药血清的培养基培养，并设低、中、高浓度组及对照组，培养 3 天后提取各组总 RNA，RT–PCR 结果示，中、高浓度组 RANKL mRNA 表达量均低于对照组，而 OPG mRNA 表达量显著高于对照组，提示巴戟天含药血清可上调共育体系中 OPG mRNA 表达，并下调 RANKL mRNA 表达，且中高浓度呈剂量依赖关系，以高浓度表达最明显。可以证明，巴戟天能够以 OPG 和 RANKL 作为靶点之一，调控基因表达，发挥防治骨质疏松的作用。

8. 补骨脂　补骨脂的主要化学成分包括三类：香豆素类、黄酮类和萜酚类化合物，香豆素类包括补骨脂素、异补骨脂素、补骨脂定、异补骨脂定等，黄酮类包括黄芩苷、补骨脂二氢黄酮、异补骨脂二氢黄酮、补骨脂查尔酮、补骨脂宁等，萜酚类包括补骨脂酚、2,3– 环氧补骨脂酚等。现代研究表明，补骨脂具有较强的抗肿瘤活性，其成分对艾氏腹水癌、人喉癌上皮细胞 HEP–2、人肺腺癌细胞 A549、人胃癌细胞 BGG–823、乳腺癌细胞株 MCF–7 等均具有抑制作用，从而抑制肿瘤的生长；补骨脂具有刺激素样作用以及对骨质的作用，其中对骨质的作用主要是促进骨生成和抑制骨生长；另外，补骨脂还具有抗氧化、抗抑郁、抗菌、抗过敏、保肝等作用。

9. 续断　主要含有皂苷、生物碱、黄酮、挥发油、多糖及其他生物活性成分。体外研究表明，续断皂苷可诱导大鼠骨髓间充质干细胞向成骨细胞方向分化，能促进成骨细胞分化和矿化，体内研究表明续断皂苷可以增加大鼠骨密度，降低骨转换率，提高股骨强度。

钟美英等研究发现续断皂苷粗提物与相当剂量的水煎剂具有同等疗效。此外，三七、人参等中皂苷成分也具有促进骨髓间充质干细胞和成骨细胞增殖、分化，抑制破骨细胞成熟，从而抑制骨丢失的作用。由此表明，皂苷类化合物是续断防治骨质疏松作用的主要活性成分。川续断皂苷Ⅵ可促进大鼠体外骨髓间充质干细胞向成骨细胞增殖和分化，从而具有促进骨形成的作用。研究表明，续断皂苷、续断水煎液或续断含药血清均能有效促进成骨细胞的分化、增殖，防止成骨细胞凋亡。

10. 黄芪 黄芪为豆科草本植物蒙古黄芪、膜荚黄芪的根，性微温，味甘，归肺、脾经，助气，壮筋骨。具有益气固表、健脾补中、敛汗固脱、升阳举陷、托疮生肌、利水消肿之功。它含香豆素、黄酮类化合物、皂苷及微量叶酸和数种维生素，可治气衰血虚之证。

阳波等研究黄芪煎剂，结果显示，黄芪可以使血清钙、血磷、血骨钙素及碱性磷酸酶水平显著升高。证实黄芪可以有效阻止绝经后骨质疏松患者骨量丢失，改善肾虚症状。可能是通过促进骨形成、减少骨质破坏、抑制骨吸收而达到骨量增加。观察黄芪总黄酮对维A酸致大鼠骨质疏松模型的骨密度、生物力学的影响显示，黄芪总黄酮可以提高大鼠的骨密度和抗外力冲击的能力，作用机制可能与黄芪总黄酮的拟雌激素样作用有关。

黄芪水提物不但可以抑制破骨细胞的骨吸收，而且也促进骨形成，对类固醇导致的骨质疏松有治疗作用。研究表明，黄芪不仅能提高机体的性激素水平，还能增强胃肠的吸收功能，促进蛋白质、氨基酸、微量元素如钙、磷、镁等吸收，从而达到提高骨密度的目的。研究还显示，黄芪有抑制破骨细胞、降低骨吸收、促进骨形成的补骨功效，在抗自由基、强心、增强机体免疫等方面显示出独特的功效，可以降低骨高转换，维持正常骨结构。

11. 枸杞 研究表明，活性氧与糖尿病性骨质疏松的发生、发展密切相关，大量活性氧可破坏线粒体功能，引起氧化应激反应。枸杞等抗氧化作用能有效提高患者的骨密度，减少疼痛，改善患者的生活质量。

12. 姜黄 李义等研究表明姜黄素对恢复骨重建平衡存在疗效，并对破骨细胞、成骨细胞有类似调控机制。

七、针法、灸法治疗骨质疏松症

中医主张在整体观念的指导下辨证论治。骨质疏松症的病因主要是肾虚，因为肾为先天之本，藏精、主骨生髓，骨之强劲与脆弱是肾之精气盛衰的重要表现之一。肾虚的表现实质体现为成骨细胞的功能下降，使单位体积内骨组织的含量减少，所以发生骨质疏松症。由于肾精亏虚，骨髓生化乏源，骨髓失养，骨矿物质含量下降所致，治疗应从补肾着手，同时调补肝脾，并辅以活血通络之法补养先天和后天之本，疏通全身经络以达阴阳调和之效，配合对症治疗。

由于骨质疏松症的病因众多，病机及临床表现很复杂，选穴首先应辨证论治，确定病变之深浅，病性之寒热虚实，进而确定治疗原则、腧穴及补泻手法。其次应辨证与辨病相结合，骨质疏松症的类型也很多，故在辨证论治的前提下还要结合现代医学对该病的认识，有针对性选用穴位。再则是对症选穴，针对骨质疏松症常见的腰背痛、骨痛等临床症状选用适当的穴位。

针灸治疗骨质疏松症常选用足太阳膀胱经、督脉、足阳明胃经、足太阴脾经、足少阴肾经、足少阳胆经、任脉等经穴。根据《内经》五行系统理论，肾主骨的理论属于整体观念的范畴。针灸治疗原发性骨质疏松症最常用的穴位是：肾俞、足三里、脾俞、三阴交、命门、太溪、大椎、关元、关元俞、悬钟、神阙、百会、夹脊穴、大杼、肝俞、膈俞、气海俞、腰阳关等，另外涌泉、血海、太白、胃俞、委中、阳陵泉、三焦俞、至阳等也可应用。此外，以缓解疼痛为目的的取穴多以疼痛好发部位局部选穴，配合循经取穴。耳穴有肝、脾、肾、内分泌、卵巢、子宫等。

针灸治疗骨质疏松症在临床上取得了较好的疗效，而且操作简便、花费少、改善症状迅速、易为患者接受。针灸也有一些禁忌，过于疲劳、精神高度紧张、饥饿者及怀孕妇女不宜针刺。年老体弱者针刺应尽量采取卧位，取穴宜少，手法宜轻。有出血性疾病的患者，或常有自发性出血、损伤后不易止血者，不宜针刺。皮肤感染、溃疡、瘢痕和肿瘤部位不宜针刺。

针灸通过经络对机体总体的调整作用，可以改善人体功能状态，避免了因长期服用西药而引起的副反应。因此，针灸是治疗骨质疏松症的一种安全、有效的手段。研究也证实，针刺一定的腧穴不仅能改善局部的血液循环，增强人体的免疫力，而且具有提高性激素水平，显著改善胃肠对各种营养物质的吸收功能，所以更需要我们提倡和发展针灸对骨质疏松症的治疗，进而减少骨质疏松给人类带来的危害。

八、推拿疗法治疗骨质疏松症

推拿疗法作为一种纯绿色的物理治疗，无任何毒副作用，舒适而无痛苦，越来越受到广大人民群众的欢迎。近年来，随着人们对医疗服务要求的提高，国内外致力于此项研究的学者也越来越多。

手法推拿可有效解除肌肉紧张痉挛，加强组织的循环和炎症物质的吸收，促进组织的修复，纠正小关节轻微错位，疏通经络，运行气血，调整脏腑阴阳平衡。手法的要点是从轻到重，用力均匀沉稳，禁止使用暴力，防止意外事故，根据患者年龄、体形及 X 线片骨质疏松的程度来调整按摩的力量。只要用力得当，手法按摩治疗老年性骨质疏松症是安全、实用、有效的治疗方法。

推拿治疗骨质疏松症也有一些禁忌，对于急性软组织损伤并且局部肿胀严重的患者，可疑或已经明确诊断有骨关节或软组织肿瘤的患者，均不宜推拿。对于合并骨折、骨关节结核、骨髓炎等骨病患者，推拿可使骨质破坏、感染加重。有出血倾向的血液病患者，推拿可能导致局部组织出血。局部有皮肤破损或皮肤病的患者，手法刺激可加重皮肤损伤。对于月经期和妊娠期妇女，手法刺激有引起流产的可能或可能导致月经量增多，经期延长。饥饿、过度疲劳、剧烈运动及酒后不宜立即推拿。

骨质疏松症常见的腰背痛症状，主要推拿按摩手法有㨆、揉、按、摩、点、擦等。具体操作为：患者取俯卧位，先用㨆法充分放松其腰背部紧张痉挛的肌肉，手法要轻柔渗透；然后用揉法，要揉中带推，使患者的身体跟着手法有节律的产生左右旋转滚动，达到松解轻微错位的目的，调节腰背肌平衡；最后用按揉法按揉足太阳膀胱经的常用穴位，如肝俞、脾俞、肾俞、委中及昆仑等；有向两胁放射痛者，可加用擦法横擦两胁；合并腹痛者，可用摩法摩腹，加按揉中脘、天枢、足三里等穴。手法治疗每天或隔天 1 次，每次 20min 为宜，10 天为 1 个疗程。用力恰当、持之以恒，方能取得长久疗效。

附：常用推拿手法

1. 㨆法

【操作方法】以手掌背部近小指侧部分贴于治疗部位上，掌指关节略为屈曲，然后进行腕关节最大限度的屈伸及前臂旋转的协同动作，使掌背近小指侧部分在治疗部位上作来回运动。

【要领】①操作时，术者的肩关节放松下垂，肘关节离开躯干约 15cm 左右；②各手指任其自然，不能过度屈曲或伸直，腕关节屈伸幅度要大，使掌背部分 1/2 的面积接触在治疗部位上；③掌背的近小指侧部分是滚法操作的着力点，应紧贴治疗部位上，不宜移动或跳动，腕关节的屈与伸应保持相等均匀的压力，以避免手背与体表撞击；④每分钟来回摆动 120 次左右。

2. 揉法

【操作方法】①指揉法，以指端着力于穴位做环旋揉动，用于全身各部位。②掌揉法，以掌着力于穴位做环旋揉动，用于腰背、腹部。③鱼际揉法，以大鱼际着力于穴位做环旋揉动，用于面部。

【要领】①以肢体近端带动远端做小幅度的环旋揉动，如前臂带动腕、掌做掌揉法。②着力部位要吸定穴位，带动深层组织。③压力均匀，动作协调有节律。

3. 按法

【操作方法】①指按法，用拇指端或指腹按压体表，称指按法；②掌按法，用单掌或双掌，也可用双掌重叠按压体表，称掌按法。常与揉法合用，即边按边揉，称按揉法。

【要领】①按法操作时着力部位要紧贴体表，不可移动；②用力要由轻而重，不可用暴力猛然按压。

4. 摩法

【操作方法】以掌面或食、中、环、小指指面附着于施术部位，以腕关节连同前臂，做顺时针或逆时针环形移动摩擦。

【要领】①上肢和腕掌放松，轻放于穴位上。②动作缓和协调，用力宜轻不宜重，速度宜缓不宜急。

5. 擦法

【操作方法】①掌擦法，用掌着力于施术部位，做往返直线快速擦动，用于腰骶、四肢、肩部。②鱼际擦法，用大、小鱼际着力于施术部位，做往返直线快速擦动，用于上肢、肩背部。

【要领】①擦动时应直线操作，不可歪斜。②着力部位紧贴皮肤，压力适中。③动作要连续，速度均匀且快，往返距离尽量拉长。

6. 拿法

【操作方法】拇指和其余四指相对用力，作用于施术部位，进行有节律地提捏，常配合其他手法，用于颈、肩、四肢部。

【要领】①前臂放松，手掌空虚。②捏拿时，方向与肌腹垂直，以掌指关节运动为主，指间关节不动。③动作连贯，用力由轻到重。

九、健身气功治疗骨质疏松症

骨质疏松症在中医学文献中有"骨痹、骨痿"等记载，其发病机制主要是肾精不足、气血亏损、气滞血瘀。健身气功五禽戏、八段锦等运动讲求"以意调息""以意导气"，就是通过"气"的调养沟通内外与自然的融合，从而达到气聚、精固、内壮、体健的功效。健身气功五禽戏运动正是在意念的引导下，通过肢体缓慢悠长的运动，通过运气、调气注入五脏六腑，疏通经络气血，从而达到益气养血，祛瘀生新，强筋壮骨的功效。有研究证明，长期锻炼，可增加肌肉强度，刺激成骨细胞活跃，使骨生成增加，增加骨量，并改善患者骨痛症状和骨质疏松症患者的骨代谢水平。

五禽戏是中国传统导引养生的一个重要功法，起源于东汉年间，创编者为华佗，五禽戏发展至今，形成了不同的流派、各有不同。此功法通过模仿虎、鹿、熊、猿、鸟五种动物的形态和动作并结合人体创编，分别仿效虎之威猛、鹿之安舒、熊之沉稳、猿之灵巧、鸟之轻捷，力求蕴含五禽的神韵，从而达到"动诸关节"，"除疾兼利蹄足"的目的。

作为一种中小强度的有氧运动，它是以腰为主轴和枢纽，带动上下肢向各个方向运动，通过牵拉关节韧带和肌肉，从而达到畅通经络、调和气血、活动筋骨、滑利关节的作用。体现了身体躯干的全方位运动，运用前俯、后仰、侧屈、拧转、折叠、提落、开阖、缩放等各种不同的姿势，对颈椎、胸椎、腰椎等部位进行有效的锻炼。五禽戏在我国具有广泛的群体基础，可以避免一般性运动带来中老年人群潜在的不安全因素，操练简便，对骨质疏松症具有较好的治疗作用。

在我国古老的导引术中，八段锦是流传最广、对导引术发展影响最大的一种。八段锦有坐八段锦、立八段锦之分，有北八段锦与南八段锦、文八段锦与武八段锦、少林八段锦与太极八段锦之别，在我国深受广大群众的喜爱。

八段锦属于传统养生运动，其动作简便易学、安全稳定，适合老年患者进行运动训练。八段锦的动作名称分别为：两手托天理三焦，左右开弓似射雕，调理脾胃须单举，五劳七伤往后瞧，摇头摆尾去心火，两手攀足固肾腰，攒拳怒目增气力，背后七颠诸病消。在训练时注意姿势的准确性、呼吸吐纳的调节以及精神意念的控制，将"调身""调息""调心"相结合，贯穿始终，并以此达到调养患者形、神的作用，从生理、心理两方面改善患者的健康状况，以提高患者生活质量。八段锦动作缓慢，运动时主要以肌肉等长收缩为主，对下肢肌力进行力量训练，增加了下肢的稳定性，预防患者跌倒，减少骨折的发生。八段锦在训练时可以增加骨应力，促进骨形成，减少骨吸收，控制骨质疏松的进展。另外，由于八段锦运动缓慢，关节活动频率较小，这也降低了运动对老年患者关节的损伤。综上所述，八段锦可从生理、心理方面调节患者的身心健康，改善患者疼痛及生活质量，并且简便易学，安全稳定，适合老年患者，值得临床推广。

十、骨质疏松症的中医预防

骨质疏松症因其发病缓慢、症状不明显，多不能引起人们足够重视。若出现骨折，可严重影响健康，甚至致残、致死。因此，预防是关键所在。"治未病"理论最早在《黄帝内经》诸多篇幅中得以体现，其强调"未病先防、既病防变、瘥后防复"，这一思想在预防骨质疏松症中充分体现了中医学的特色和优势。

（一）未病先防

骨质疏松症"未病先防"的要点是"健康教育，贯彻终身"。骨骼健康教育，从青少年骨骼生长期开始，妊娠期、哺乳期当特别关注，老年期尤为重要，广泛涉及衣食住行诸多方面。

1. 饮食有节，营养均衡　除保证日常钙质摄入外，还应注意蛋白质、维生素及微量元素的补充，从而达到营养的全面均衡。随着物质生活水平的提高，营养过剩、五味偏嗜的现象也很常见，应适当忌口，防止伤及正气。

2. 起居有常，不妄作劳　青壮年人群由于现代生活节奏快，工作压力大，常常忽略日常调护。应养成良好作息习惯，树立健康生活观念，做到劳逸结合。另外，吸烟、过量饮酒等不良生活方式均是骨质疏松的危险因素，应尽早戒除和减少。

3.顺应天时，适时养生　春夏季节气候宜人，应增加户外活动，增加有助于骨健康的体育锻炼。而秋冬气候寒冷，当注意避风寒，宜多晒太阳。五脏与四时关系密切，当根据季节不同注重某一脏腑调理，如春季减酸增甘，冬季减咸增苦等，以达到预防骨质疏松症的目的。

4.精神内守，调畅情志　情志抑郁、焦虑、恐惧等，是容易跌倒的危险因素之一。因而，日常应广泛参加社交活动，多沟通，保持心情舒畅，自我调节，适应环境变化。

（二）既病防变

骨质疏松症"既病防变"的要点是"改善症状、预防骨折"。骨质疏松症所引起骨痛、肌肉萎缩等症状，可影响日常生活质量，不慎跌倒所致骨折则是严重并发症。对已成之病，当尽早采取措施防其逆变，是"治未病"思想更深层次的体现。

1.早期治疗，延缓进展　自35—40岁开始，人体骨量水平开始下降，有骨质疏松症危险因素人群，或已有骨量减少者，应早期干预。对于围绝经期妇女以及年龄大于70岁的男性等高危人群更应重点监测，及时治疗。根据临床不同症状可适当选择中药进行治疗，参见前文中药辨证论治部分。

药膳推荐食用黄芪虾皮汤、豆腐猪蹄汤、羊骨羊腰汤、黑豆猪骨汤、怀杞甲鱼汤等，应根据体质酌情选择。中医传统外治法，如中药热敷、中药蜡疗、烫熨治疗、磁震热疗等疗法可有效缓解骨质疏松症患者的周身疼痛，提高行动能力。

2.改善环境，预防跌倒　预防跌倒是避免骨折最直接有效的措施。从人文关怀层面到公共设施建设，再到居家装修，甚至到老年人出行时服装鞋帽的选择，都应科学的加以完善。如公共场所台阶处增加提示、家中浴室安装扶手、出行穿着宽松服饰及携带手杖等。同时，减少老年人相关慢性病（老年性痴呆、白内障等）的发生与发展。

（三）瘥后防复

骨质疏松症"瘥后防复"的要点是"肢体康复、健康生存"。患者一旦发生骨折后，除注重骨骼的解剖学重建外，更应注重患者肢体功能的康复，目的在于恢复自理能力，改善生存质量。

1. **功能锻炼，量力而行**　骨折的肢体由于长期固定难免发生肌肉萎缩、关节僵硬等并发症，直接影响患肢功能。患者的主动功能锻炼较被动活动在恢复骨密度方面有着明显优势。青壮年人群可从事有一定强度、对抗性的运动。而老年患者则应选取体力消耗小、注重肢体协调性的锻炼，如五禽戏、八段锦、太极拳等，做到量力而行，适可而止。

2. **形神合一，心理康健**　骨质疏松症主要患者群为老年人，往往存在抑郁、消极、自卑、恐惧等心理。这些不良情绪对骨质疏松症的康复起着消极的作用，也常被医者及家属忽视。耐心交流、积极鼓励，甚至心理治疗的干预，都可有效消除患者心理负担。

3. **长期治疗，定期复诊**　骨质疏松症是一种长期、进行性疾病，患者应定期复查以了解疾病进展程度，调整治疗方案。某些药物的偏性及副作用可能对脏腑功能有一定影响，不宜长期使用。

（周　洁　戚树斌　徐筱玮　徐春莉　王　玉）

第16章　骨质疏松症的康复

近年来，随着生活水平的提高，人口老龄化增加，骨质疏松症患者越来越多，日益成为影响人们身体健康的重要疾病，越来越受到人们的重视。骨质疏松症是一种以骨量丢失、骨微结构损坏，导致骨强度下降，骨脆性增加，易于发生骨折为特征的全身性骨骼疾病，常以骨痛、易于发生骨折为主要临床表现。随着社会进步及科技发展，人们在关注骨质疏松症的常规治疗外，越来越重视骨质疏松症的康复。

骨质疏松症的康复包括康复评定及康复治疗，因康复医学是一个新兴学科，人们对于其认识和了解不足，比如骨质疏松症康复治疗机制是什么、有哪些适应证和禁忌证、如何对骨质疏松症患者进行康复评定及如何进行准确的康复治疗等。本章将就上述问题，对骨质疏松症患者康复治疗机制及主要的康复评定方法和康复治疗措施，进行逐一介绍。

一、骨质疏松症的流行病学

目前全世界大约有 2 亿人患有骨质疏松症，在美国 80 岁以上的白种人妇女中，骨质疏松症的患病率高达 80%；在加拿大女性骨质疏松症患病率为 25%，男性为 12.5%；有研究统计发现目前国内的原发性骨质疏松症的患病率约为 6.97%，随着人口老龄化的到来，预计到 2050 年，我国骨质疏松患者将达到 2.5 亿，其中 25% ～ 70% 患有骨质疏松症。

二、骨质疏松症的分类

骨质疏松症分为原发性和继发性两大类：①原发性骨质疏松症是随着年龄增加而必然发生的一种退行性病变。包括绝经后骨质疏松症、老年性骨质疏松症和特发性骨质疏松症三类。②继发性骨质疏松症是指任何影响骨代谢的疾病和（或）药物导致的骨质疏松。

三、骨质疏松症的常见危险因素

骨质疏松症常见的危险因素有：种族、年龄、性别、体型、体重、女性绝经年龄及吸烟、酗酒等个人不良生活习惯等。白种人较黄种人更易发生骨质疏松症，女性发病率远远高于男性，瘦弱者较肥胖者更易发生骨质疏松症，女性绝经年龄越早越容易患骨质疏松症，有吸烟、酗酒等不良习惯者更容易患骨质疏松症。此外，长期卧床、制动及失重状态也是骨质疏松症的危险因素。继发性骨质疏松症患者常与原发病如甲旁亢、甲亢、库欣病、糖尿病、骨转移瘤等有关。

四、骨质疏松症的临床表现

1. 骨痛可发生在不同部位，并有不同程度，以腰背痛最常见，其次为腰背伴四肢酸痛或四肢麻木感。疼痛多成冷痛、酸痛或持续性疼痛，部分患者可出现腓肠肌阵发性痉挛。

2. 骨折多因骨质疏松及骨脆性增加而致，常见部位为椎体压缩性骨折，多见于 $T_1 \sim L_1$，表现为脊柱后凸，不能翻身，局部压痛等；其次为股骨颈骨折和股骨粗隆间骨折，表现为下肢纵轴叩痛、下肢呈内收或外旋畸形，不能站立及行走等。另外还可见桡骨远端及肱骨近端骨折等。

3. 腰背部活动能力下降表现为腰椎各方向如屈曲、伸展、旋转、侧屈等受限，部分伴有腰背部肌力下降及负重能力下降。

4. 日常生活活动能力受限表现为日常生活活动能力如翻身坐起、站立、行走等功能受限。

五、骨质疏松症的康复评定

（一）生化指标检测

1. 原发性骨质疏松症患者生化检查血清钙、磷、ALP 及羟脯（赖）氨酸多正常。

2. 并发骨折时可有血钙降低及血磷升高，部分患者尿钙排出增多。血 PTH、维生素 D、cAMP 等一般正常。

3. 骨吸收指标及代谢平衡试验：骨吸收指标主要有骨碱性磷酸酶、骨钙素及尿羟脯氨酸等。近年来，把尿中吡啶啉和脱氧吡啶啉作为骨吸收的敏感和特异性生化标志物。代谢平衡试验显示负钙、负镁及负磷平衡，但导致负平衡的原因可能是肠吸收减少或尿排泄增多，或两者兼有。

4. 继发性骨质疏松者有原发病的生化异常。

（二）影像辅助检查方法

1. X 线检查　常根据骨皮质厚度、骨小梁数量。骨髓腔横径与骨皮质厚度比等初步判断有无骨质疏松症。骨质疏松在 X 线片上，其基本改变是骨小梁数目减少、变细和骨皮质变薄。纤细的骨小梁清晰可见，此与骨质软化所致的粗糙而模糊的骨小梁形态截然不同，颅骨变薄，出现多发性斑点状透亮区，鞍背和鞍底变薄，颌骨牙硬板致密线的密度下降或消失，脊柱的椎体骨密度降低，出现双凹变形，椎间隙增宽，椎体前缘扁平，呈楔形（椎体压缩性骨折）；四肢长骨的生长障碍线明显。处于生长发育期的骨质疏松患者可出现干骺端的宽阔钙化带、角征和骨刺。另外，骨质疏松易伴发骨折和畸形，如脊柱压缩性骨折、股骨颈骨折、股骨粗隆间骨折等。但 X 线估计骨密度的误差较高。

2. 双能 X 线吸收测量　双能 X 线吸收法（DXA）是目前测量骨矿密度（BMD）和骨矿含量（BMC）的最常用方法，可以测量全身任意部位的骨密度和脂肪组织的百分比，具有自动化程度高，放射线辐射量低，扫描时间短，准确度和精密度高等优点。根据 1998 年 WHO 规定的骨质疏松症的诊断标准如下：BMD 值 ±1SD（1 个标准差）为正常值，BMD 值降低 1 ~ 2.5SD 为骨量减少，BMD 值降低 2.5SD 以上为骨质疏松症，BMD 值降低 2.5SD 以上伴有脆性骨折为严重骨质疏松症。

3. CT 骨密度测量　目前，主要有 2 种 CT 骨密度测量方法，即单能量 CT 骨密度测量（SEQCT）和双能量 CT 骨密度测量（DEQCT）。本法主要用于脊椎骨的骨密度测定，可直接显示脊椎骨的横断面图像。DEQCT 的准确性高于 SEQCT，而后者的精确性较前者为高。

4. 单光子吸收骨密度测量　单光子吸收法骨密度测量值不仅能反映扫描处的

骨矿物含量，还可间接了解全身骨骼的骨密度和重量。优点是患者无痛苦，接受的放射量很低，简单易行，成本低廉，并可多次重复。其敏感度为1%～3%，测定值变异系数为1%～2%。单光子吸收法骨密度测量主要反映的是皮质骨的变化，对于脊椎骨、骨小梁的改变反映较差，即使采用小梁较丰富的跟骨作为测量部位，亦难以了解脊椎骨小梁的变化。

5. 双光子吸收法　骨密度测量双光子吸收扫描采用153Gd装在2个部位，测定股骨颈及脊椎骨的BMC。由于骨质疏松首先发生在骨小梁，所以与单光子吸收法比较，能更早期发现骨质疏松。

（三）骨痛及腰背痛评定方法

骨质疏松症的疼痛的评定方法主要为视觉模拟评分法（VAS）。具体做法为：在白纸上画一条10cm横线，横线左端为0，表示无痛，横线右端为10，表示剧痛，中间部位表示不同程度的疼痛。让患者根据自我感觉在横线上画一标记，表示疼痛的程度，然后自横线左端测量至标记点的距离，轻度疼痛平均值为2.57±1.04，中度疼痛平均值为5.18±1.41；重度疼痛平均值为8.41±1.35。此外评定疼痛的评定方法还有数字类比表（NRS）、口述描绘评分法（VRS）、McGill疼痛问卷（MPQ）以及由Wisconsin简明疼痛问卷修订而来的简明疼痛评估量表（BPI）等。NRS通常采用数字0～10对疼痛程度进行分级，0为无疼痛，1～3为轻度疼痛，4～6为中度疼痛，7～10为重度疼痛；VRS将疼痛程度从无疼痛到亚种疼痛分为4级（也有5级评分，6级评分，12级评分和15级评分等方法），相对更为简单，与NRS相关性良好；简明MPQ包括15项有关感觉和情绪的描述，而BPI则偏重于疼痛时间特征的评估，常与简明MPQ配合使用。评定腰痛常用的为Roland–Morris腰痛失能问卷和Oswestry腰痛失能问卷，Roland–Morris腰痛失能问卷共有24项评定内容，每一问题回答"是"得1分，回答"否"得0分，总分越高，表明疼痛越明显（具体见下表1）；Oswestry腰痛失能问卷共10项，每项评分6级0～5分，分数越高表明疼痛越严重（具体见下表）。

Roland-Morris 腰痛失能问卷

序号	现阶段存在的问题	是	否
1	由于腰腿痛，大部分时间待在家里		
2	为减轻腰腿痛，经常要变化体位		
3	由于腰腿痛，比平常走得慢		
4	由于腰痛，不能做平常能做的家务		
5	由于腰痛，上楼时常用扶手		
6	由于腰痛，更多时候躺下休息		
7	由于腰痛，从椅子上起来时必须用扶手		
8	由于腰痛，常请求别人帮助自己做事		
9	由于腰痛，穿衣比平时慢		
10	由于腰痛，只能短时间站立		
11	由于腰痛，不能弯腰或跪着		
12	由于腰痛，坐起来有困难		
13	腰背全天都在痛		
14	由于腰痛，在床上翻身有困难		
15	由于腰痛，胃口不是很好		
16	穿袜子有困难		
17	由于腰痛，只能短距离行走		
18	腰痛影响睡眠		
19	由于腰痛，需要他人帮助穿衣裤		
20	由于腰痛，一天大部分时间是坐着		
21	由于腰痛不能干重活		
22	由于腰痛，比平时更容易急躁和发脾气		
23	由于腰痛，上楼梯比平时更慢		
24	由于腰痛，整日需要卧床休息		
总分			

Oswestry 腰痛失能问卷

下面的问题，在您认为您最接近的答案上打勾。

1. 疼痛的程度
   □ 无任何疼痛
   □ 有很轻微的痛
   □ 较明显的痛（中度）
   □ 明显的痛（相当严重）
   □ 严重的痛（非常严重）
   □ 痛得什么事也不能做

2. 日常活动自理能力（洗漱、穿脱衣服等活动）
   □ 日常活动完全能自理，一点也不伴腰背疼痛
   □ 日常活动完全能自理，但引起腰背痛加重
   □ 日常活动虽然能自理，由于活动时腰背痛加重，以致小心翼翼，动作缓慢
   □ 多数日常活动能自理，有时需要他人帮助
   □ 绝大多数的日常活动需要他人帮助
   □ 穿脱衣物、洗漱困难，只能躺在床上

3. 提物
   □ 能提重物，并且不导致疼痛加重
   □ 能提重物，但导致疼痛加重
   □ 疼痛妨碍我从地上提起重物，但如果重物在适当的位置上（如在桌上）则能提
   □ 疼痛妨碍我提起重物，但能提起放在适当位置上、轻至中等重量的物品
   □ 只能拿一点轻东西
   □ 任何东西都提不起来或拿不动

4. 行走
   □ 疼痛一点也不妨碍走多远
   □ 疼痛使我行走不能超过 2 公里
   □ 疼痛使我行走不能超过 1 公里
   □ 疼痛使我行走不能超过 0.5km
   □ 只能借助拐杖或手杖行走
   □ 我大部分时间在床上，能缓慢移动到厕所

5. 坐
   □ 我能坐任何椅子，并且想坐多久，就坐多久
   □ 只能坐合适的椅子，想坐多久，就坐多久
   □ 疼痛使我最多只能坐 1 个小时
   □ 疼痛使我最多只能坐半小时
   □ 疼痛使我最多只能坐 10 分钟
   □ 疼痛使我一点也不敢坐

6. 站立
   □ 想站多久，就站多久，疼痛不会加重
   □ 想站多久，就站多久，但疼痛加重
   □ 疼痛使我最多只能站 1 小时
   □ 疼痛使我最多只能站半小时
   □ 疼痛使我最多只能站 10 分钟
   □ 疼痛使我一点也不敢站

续　表

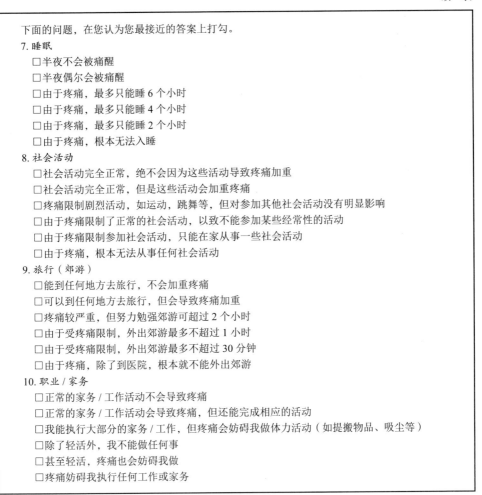

每个评分共 6 级，0 ～ 5 分

（四）腰椎关节活动度及肌力评定

腰椎关节活动度主要包括屈曲、伸展、侧屈及旋转等各方向的测量，因腰椎和胸椎在各个方向活动具有相关性，因此一般将二者放在一起测量，胸腰椎前屈大约为 80°，后伸约 30°，左右旋转约 45°，左右侧屈约 35°，具体测量方法可见相关资料。肌力评定主要为徒手肌力测试（MMT）、等长肌力测试（IMMT）、等张肌力测试（ITMT）和等速肌力测试（IKMT）等方法。常用的 MMT，该检查法由 Robert Lovett 于 1912 年创立，后发展出不同的评定标准，其分级标准如下。

徒手肌力测试（MMT）量表

级别	名称	标准	相当于正常肌力的百分比（%）
0	零（Zero，O）	无可测知的肌肉收缩	0
1	微缩（Trace，T）	有微弱肌肉收缩，但没有关节活动	10
2	差（Poor，P）	在去重力条件下，能完成关节全范围活动	25
3	尚可（Fair，F）	能抗重力完成关节全范围活动，不能抗阻力	50
4	良好（Good，G）	能抗重力及轻度阻力完成关节全范围活动	75
5	正常（Normal，N）	能抗重力及最大阻力完成关节全范围活动	100

（五）平衡及姿势评定

平衡功能评定方法包括观察法、量表法和平衡测试仪法。观察法就是观察被测试者能否保持坐位及站位平衡，以及在活动状态下能否保持平衡。量表法常用的量表有 Berg 平衡量表（BBS）、Tinnetti 活动能力量表和"站起－走"计时测试。BBS 共有 14 项评定内容，满分 56 分，低于 40 分有摔倒的风险；Tinnetti 活动能力量表满分 44 分，低于 24 分有摔倒的风险；"站起－走"计时测试主要评定被测试者从座椅站起，向前走 3m，折返回来的时间以及在行走中的动态平衡。平衡测试仪法是采用高精度的压力传感器和电子计算机技术，对被测试者的平衡功能进行客观测定，主要包括静态平衡测试和动态平衡测试两方面。姿势评定主要是分别从侧面、后面、前面观察被测试者的姿势是否正常，肌肉韧带是否平衡、关节负重有无增加和压力分布有无异常，有无继发功能障碍及有无疼痛综合征。侧面主要观察头部有无前倾、胸椎有无后凸（驼背）、有无平背、胸部有无畸形及骨盆有无前倾后倾等；后面主要观察有无头部倾斜、肩下垂，有无脊柱侧弯，骨盆有无侧方倾斜或旋转等；前面主要观察有无下颌骨不对称、有无髋内外旋转、膝关节有无内外翻等。

（六）日常生活活动及生活质量评定

骨质疏松给患者的日常生活活动和生活质量带来严重影响，对日常生活活动能力的影响常采用 Barthel 指数（Barthel Index，BI）量表（见下表），对日常功能的评定多采用日常功能水平评定量表（见下表）对生活质量的影响多采用骨质疏松症患者生活质量问卷量表（见下表）。

Barthel 指数

ADL 项目	自理	稍依赖	较大依赖	完全依赖
进食	10	5	0	0
洗澡	5	0	0	0
修饰（洗脸、梳头、刮脸、刷牙）	5	0	0	0
穿衣	10	5	0	0
控制大便	10	5	0	0
控制小便	10	5	0	0
上厕所	10	5	0	0
床椅转移	15	10	5	0
行走（平地45m）	15	10	5	0
上下楼梯	10	5	0	0

总分100分，60分以上者为良，生活基本自理，40～60分者为中度功能障碍，生活需要帮助，20～40分者为重度功能障碍，生活依赖明显，20分以下者为完全残疾，生活完全依赖

日常功能水平评定量表

1. 日常功能		6. 走路	
独立，没有困难	20分	我能走一段长距离	20分
独立，有一定困难	15分	我因为痛，不能走1000m以上	15分
有时需要帮助	10分	我因为痛，不能走200～300m以上	10分
经常需要帮助	5分	我只能用拐杖走	5分
依赖帮助	0分	我多半躺在床上	0分
2. 花在床上的时间		7. 坐	
每天至少10h	20分	我能长时间坐在任何椅子上	20分
每天10～12h	15分	我能长时间坐在最好的椅子上	15分
每天12～16h	5分	我因为痛，坐的时间不超过1h	10分
每天超过16h	0分	我因为痛，坐的时间不超过10min	5分

续　表

3. 服用镇痛药		我因为痛，根本不能坐	0 分
无	20 分	8. 站立	
每天仅用轻度镇痛药	15 分	我想站多久就站多久	20 分
有时用阿片类药物	5 分	我想站多久就站多久，但会痛	15 分
每天用阿片类药物	0 分	我因为痛，站的时间不超过 1h	10 分
4. 背痛		我因为痛，站的时间不超过 10min	5 分
不痛，不要镇痛药	20 分	我因为痛，根本不能站	0 分
痛，但不要镇痛药	15 分	9. 睡觉	
用镇痛药则不痛	10 分	疼痛不影响睡眠	20 分
镇痛药起部分作用	5 分	用镇痛药就能睡	15 分
镇痛药几乎无作用	0 分	尽管用镇痛药，也只能睡 6h 以下	10 分
5. 个人护理		尽管用镇痛药，也只能睡 2h 以下	5 分
我能照顾自己，不会增加疼痛	20 分	因为疼痛，不能入睡	0 分
能缓慢照顾自己，但疼痛增加	15 分	10. 社会活动	
我需要一点帮助照顾自己	10 分	我的社会活动正常，不受疾病影响	20 分
我每天需要帮助进行个人护理	2 分	我的社会生活正常，但受疾病影响	15 分
我只能待在床上，不能进行个人护理	0 分	疾病不改变我的社会生活，除了跳舞或运动	10 分
		疾病把我的社会生活限制在家中	5 分
		我因为疾病影响而没有社会生活	0 分

本量表共 10 项，总分 200 分，得分越高，其日常功能水平越高

生活质量量表

1. 你的疲劳改变了吗	7. 你在家中如何处理日常事务
2. 你走的路更长了吗	8. 你如何进行每天的个人护理
3. 你走得更快了吗	9. 你的睡眠怎样
4. 你能坐的更久了吗	10. 你的社会生活改变了吗
5. 当你爬楼梯更自信了吗	11. 你发现你的姿势改变了吗
6. 你能站的更久了吗	12. 你总体上的幸福改变了吗

以上 12 项评分标准：巨大改善 20 分，轻微改善 15 分，无变化 10 分，轻微加重 5 分，严重恶化 0 分。得分越高，改善越明显

（七）骨质疏松症的椎体骨折评估

椎体骨折评估多采用 VDS 指数（vertebral deformity score）法。该方法是对每一椎体（$T_4 \sim L_5$）的变形进行评定，根据变形的程度分为 $0 \sim 3$ 级，即对每一椎体前中后高度的改变进行测量，正常椎体为 0 级，终板变形为 1 级（高度减少 15% 以下）；楔形骨折为 2 级（高度减少 15% 以上）；平行压缩骨折为 3 级。

六、骨质疏松症的临床及康复治疗

（一）骨质疏松症的临床治疗

1. 基础治疗包括调整生活方式、饮食营养、钙剂、维生素 D 及其衍生物等。调整生活方式可增加户外活动和日照时间，坚持体育锻炼。饮食以富含钙质、适量蛋白质及低盐的均衡饮食为主，比如多摄入牛奶及奶制品等高钙食物，在饮食中增加能强化骨骼的富硫食物如蒜头、洋葱等，尤其注意补充蛋白质，因其是骨基质合成的必要原料，少吃富含草酸的食物如芦笋、菠菜等，避免饮食咖啡及碳酸饮料等。对于饮食摄入钙剂不足者，可选用钙剂补充，根据中国营养学会推荐，成人每日钙剂摄入量为 800mg（元素钙量），绝经后妇女和老年人每日钙摄入量为 1000mg。维生素 D 及其衍生物既是基础治疗用药，也是治疗骨质疏松症的重要药物，维生素 D 成人推荐剂量为 200U(5μg)/d，老年人推荐为 $400 \sim 800U(10 \sim 20μg)/d$。

2. 药物治疗以抑制骨吸收、促进骨形成为原则，药物应用要求早用药、长期用药及联合用药。抑制骨吸收的药物有降钙素、双膦酸盐、雌激素受体抑制药、雌激素等。促进骨形成的药物有甲状旁腺激素、锶盐、氟化物等。

（二）骨质疏松症的康复治疗

1. *物理因子治疗*　物理因子具有较好的止痛效果。骨质疏松症最常见的症状就是疼痛，如何缓解疼痛就显得尤其重要。因绝大多数骨质疏松症的老年人不能耐受非甾体类抗炎镇痛药的副作用，故选择性的应用各种物理因子来缓解骨质疏松引起的急慢性疼痛是必要的。此外，物理因子治疗还能减少组织粘连、防止肌肉萎缩、改善局部血液循环、促进骨折愈合、促进钙磷沉积等作用。常用的物理因子治疗方法有：低频脉冲电磁场疗法、紫外线疗法及直流电钙离子导入疗法等。

(1) 低频脉冲电磁场疗法：人体的骨是一个生物场，通过外界低频脉冲电磁场刺激可改变人体的生物电场，加速骨组织的生长，提高全身骨密度，治疗骨质疏松症。较低频率、较长波宽的脉冲电流可促进成骨效应，加速骨折愈合。近几年的基础研究证实低频脉冲电磁场疗法能显著改善去卵巢大鼠骨密度、骨钙含量及骨代谢及大鼠股骨生物力学性能，尤其是在改善骨痛和骨密度方面具有非常好的应用前景。常用的方法有经皮神经电刺激疗法等。

(2) 紫外线疗法：正常人体所需的维生素 D 主要来源于 7- 脱氢胆固醇的转变，在肝脏和皮肤的生发层内合成的 7- 脱氢胆固醇在中长波紫外线的作用下，可形成维生素 D_3，经肝脏和肾脏羟化形成二羟维生素 D_3，促进肠道对钙、磷的吸收及肾小管对钙磷的重吸收，保持钙、磷相对平衡，促进骨盐沉积。常用的治疗方法为采用无红斑量紫外线全身照射，可预防治疗骨质疏松症。

(3) 直流电钙离子导入疗法：在直流电电场作用下，2% ～ 5% 的氯化钙按照电学"同性相斥"的原理，在阳极衬垫下的药物钙离子通过皮肤的汗腺管口、皮脂腺管口、毛孔或黏膜的细胞间隙导入，一般在皮下 1cm 处形成"离子锥"，局部浓度较高，可存留数小时至数天。导入的钙离子也可随血液、淋巴液进入远隔部位产生治疗作用，补充钙剂。

2. 运动疗法　运动治疗不仅是骨矿化及骨形成的基本条件，而且可以阻止骨量丢失，促进性激素分泌，改善骨皮质血流量，促进钙吸收和骨形成，改善骨密度和骨强度，是治疗骨质疏松症的有效方法。

运动方式可以多种多样，只要是骨骼肌受到足够的拉力和张力，就是有效的运动，但不同的运动方式会对不同部位产生影响，因此选择运动方式遵循如下原则：全身整体运动与局部运动相结合，循序渐进，运动量从小到大。运动疗法的首要原则是"超负荷"，即在运动过程中，加在骨上的负荷要大于日常活动中的负荷，因为"超负荷"可以让本来骨量就非常低的个体产生最大的反应。大负重和有爆发力的运动对维持和提高骨量上有优势，但对循环系统会造成不利影响。美国运动医学会推荐的骨质疏松症预防运动方案是力量训练、健身跑和行走。运动强度要参考对象的年龄、身体情况及运动经验等制订，最佳的运动强度为最大耗氧量(%VO$_{2max}$)的 60% 左右。运动频率每天 20 ～ 30min，每周 3 ～ 5 次即可。运动时间和运动强度应随着患者的能力的增加而增加。坚持长期有计划、有规律的运动，建立良好的生活习惯，对延缓骨质丢失有一定作用。

选择性运动治疗是针对骨质疏松好发部位进行的治疗。如躯干伸肌过伸等长运动训练，可在俯卧位下进行躯干伸肌群及臀大肌与腰部伸肌群的肌力增加运动，每周 2 ～ 3 次，每次 10 ～ 20min，主要防治脊柱骨质疏松症；用握力器每日坚持握力训练 30min 以上能防治桡骨远端、肱骨近端骨质疏松症；俯卧撑运动能防治股骨颈、肱骨近端、桡骨远端、脊柱骨质疏松症等。

3. 作业治疗　对骨质疏松症患者伤残情况进行全面评价以后，有目的、有针对性地从日常活动、职业劳动、认知活动中选择一些作业，指导患者进行训练，能改善和恢复患者躯体、心理功能，预防骨质疏松性骨折。

4. 矫形器、腰围技术骨质疏松最常见的问题是椎体压缩性骨折、脊柱畸形、股骨颈骨折、桡骨远端骨折和肱骨近端骨折。因此在治疗中应用康复工程原理，为患者制作适合的支具、矫情器和保护器是固定制动、矫正畸形、减重助行、缓解疼痛、预防骨折发生的更有效措施之一。如髋保护器对髋部骨折有预防作用，脊柱支具可有效预防椎体出现压缩性骨折等。

（三）骨质疏松症的康复教育

主要进行预防跌倒宣传教育与训练，要求患者戒除不良嗜好，坚持均衡饮食，多进行户外活动和家庭自我运动训练，特别是静力性体位训练和步行锻炼。

1. 坚持多进行户外活动，多晒太阳，进行步行锻炼。一般老年人，若身体情况允许，建议每日步行在 5000 ～ 10000 步之间，有日本学者研究发现，步行能有效维持脊柱和四肢骨盐含量，每日步行小于 5000 步则骨量下降，大于 10000 步则骨量增加不明显，在两者之间则骨量增加明显。步行锻炼能预防下肢和脊柱的骨质疏松。

2. 戒除不良嗜好，如偏食、酗酒、吸烟，长期饮用碳酸饮料及咖啡因饮料等，鼓励每日多进食新鲜蔬菜水果。

3. 进行家庭自我运动训练和环境改造。在医生指导下，坚持长期进行肌力、耐力、关节活动度以及平衡功能训练等，提高运动反应能力和对环境的适应能力，有效预防跌倒。尽量改造和去除家庭及周围环境中的障碍，减少跌倒的机会，采取切实有效的预防跌倒措施，如在厨房、卫生间墙壁安装扶手等。

4.进行静力性体位训练。对骨质疏松症患者首先应教会其在日常生活中保持正确的体位和姿势。常用方法有：坐位或立位时应伸直腰背，收缩腹部、臀部，增加腹压，吸气时扩胸伸背，接着收颏和向前压肩，或坐位直背靠椅；卧位时应平仰、低枕，尽量使背部伸直，坚持睡硬板床，对所有骨质疏松症患者无论其有无骨折都应进行本项训练，使其习惯本项训练所要求的姿势，以防骨折、驼背的发生。

5.在骨质疏松的情况下，骨的力学强度明显减低，所以在扭身、持物、弯腰、下楼、站立倒地等情况下都可以发生骨折。治疗初期应用双腋拐帮助行走，逐渐改为手杖，然后改为不用杖。老年人若不训练，则神经、肌肉的应急能力差，稍行走不稳，易于跌倒引起骨折，所以应帮助老人和骨质疏松症患者进行神经肌肉系统的训练，增加灵活性和应急能力。

（柏广涛　李海健　王洪强）